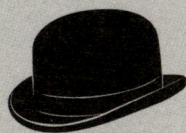

肝肾好，男人不老

杨阿民 /主编

GANSHEN HAO
NANREN BULAO

青岛出版社
QINGDAO PUBLISHING HOUSE

编委会

序

男人养生贵在养精

女人易血亏，男人易精亏，精是气的物质基础，精充则气足神全，精亏则气虚神衰，所以养精十分重要，尤其对于男人更重要。男人最怕精亏，精亏则髓亏，导致脑海虚空，出现昏沉、健忘，甚至面白发落，眼花耳鸣，年老则神迷呆钝，骨痿无力……

所以，男人如果想拥有充足的精气神，想保持聪敏的头脑，想骨健齿坚，想耳聪目明，那就请养好你的精。

养精必先养肝肾，因为肝肾是生精之源，藏精之所，有强健的肝肾，才会有充足的精，尤其是肾精。

那么，怎样养肝肾，怎样养肾精，就请翻开《肝肾好，男人不老》这本书，此书将从食养、性养、动养、防肝肾病等方面，教男人怎样养好肝肾，怎样养好肾精，怎样养命。

最后，祝天下的男人们身体强壮，健康长寿。

前言 PREFACE

　　人常说，男人要有阳刚之气，女人要有阴柔之美。有阳刚之气的男人，往往身强体壮，精力充沛，办事潇洒，很容易在社会上取得个人成就。"阳强则寿，阳衰则夭"的中医理论古已有之，且深入人心。所以，直到现在，大街小巷也随处可见以"补阳""壮阳"为噱头的偏方和广告。

　　那么，到底什么是"阳"，又是什么决定男人的"阳"呢？

　　阳气由先天之气和后天之气结合而成，先天之气即肾气，中医将其称之为命门之火。肾气输布到全身，使脏腑、经络等器官维持正常的生理活动。肝则辅助脾胃运化水谷，使之转化为人体所必需的精微营养，通过"肝藏血，肝主疏泄"的功能将其带动到身体各部位，此即为后天之气。所以说"人之生长壮老，皆由阳气为之主；精血津液之生成，皆由阳气为之化"。可见肝、肾两个系统是男人健康的关键。肝肾健壮，则健康少病，精神也随之振奋。如果后天不注意保养，生活方式不健康，损耗阳气过多，就会元气虚弱，导致病变，甚至危及生命。

　　本书从中医角度的"肝肾"两大系统着手，系统全面地解释肝肾对男人生理、心理健康的决定性作用。同时，结合当今社会都市男人的生活方式、饮食习惯，以食疗、经络养生等简便易行的方法，扶助人体阳气，解决普遍存在的肝火旺、肾虚、亚健康等问题，帮助男人的"生命之火"激发出先天的活力！

目 录 CONTENTS

第一章　养好肝肾，做迷人暖男

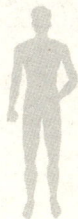

恰到好处的成熟，散发独特的男人味，这种男人常被人称为阳刚男人。这种顶天立地的男子汉气概如何生成？肝肾是其生发之源。另外，中医常说："心肾相交，水火交融，是身体健康的重要保证。"这是因为，肾为天一之水，水生木，肝属木，故肝肾有重要的同源关系，养肾水以济肝阴对保证身体健康有着重要意义。

第二章　肝肾亏虚早知道

《黄帝内经》说"圣人不治已病治未病"，也就是说，高明的医生要治病在未发之前。只有及时发现疾病的各种征兆，才能占得先机，更快也更有把握地去除疾病。其实每当出现问题时，身体都会向我们发出警示信号，只要我们平时多注意自己的身体状况，掌握疾病的预警信号，就可以早期发现，早期堵截，实现"上医治未病"，从而把疾病消灭在摇篮里。

第三章　不良生活方式，伤肝又伤肾

很多男人在生活中可能对别人爱护有加，对自己却是一个粗心的人，常常使自己处于过度疲劳，身心透支严重的状态。有关研究显示，能长寿，一个主要因素是拥有良好的生活方式。因此，男人们在日常生活中应当注意合理安排各种起居细节，妥善处理好生活的各个方面，遵循自然规律，养成良好的生活方式。

第四章 神奇经络，强肝益肾的大药

经络通，气血顺，身体就好；肝经、肾经通畅，则肝肾功能就强大。找准穴位，举手之劳，即可增强男人的肝肾活力。

第五章 性养肝肾，生命更和谐

夫妻间的性生活，早已经不是单纯为繁衍后代了，而是人体一种正常的生理和心理需求。人的一生中，和自己在一起生活时间最长、受其影响最深的人就是妻子或丈夫了。因此，夫妻间和谐的性生活不仅是家庭幸福美满的基础，同时更是生命健康的一种潜在因素。房事养生也有很多讲究，其关键在于爱惜和固护肾精。因此，男人养好肝肾，就等于给自己的"性"福生活一个有力保证。

第六章 肝肾需要什么，就给它补什么

对我们的健康产生直接影响的，是众所周知的饮食。"吃好喝好身体好"这个流传已久的关于饮食的至理名言，便告诉我们饮食的重要性。只有科学调配膳食，才能打造健康体魄，才能保养好自己"革命的本钱"。

第七章 调节七情，给肝肾以神补

传统医学认为，人的"喜、怒、忧、思、悲、恐、惊"七情中任一种情感失调都会伤及身心，心伤就会引起其他脏腑功能的失调。我们的肝脏、肾脏最能忍辱负重，它每天都要化解血液、尿液中的毒素，时时要承受各种情绪上的压力，抑郁伤肝肾，过劳伤肝肾，发怒伤肝肾，但肝肾仍然会默默地工作，直至筋疲力尽。肝肾二脏是我们消解生活压力的本钱，一定要好好呵护。

第八章 运动的男人才健壮

"生命幸福在身体，身体健壮在锻炼。"这句质朴的民间谚语，告诉我们"要想身体健，关键要锻炼"。的确，运动锻炼是维护健康长寿必不可少的"投资"，只要善于为生命"投资"，人生就不会轻易"亏本"。

第九章　养好肝肾少生病

肝肾功能不好常是一些疾病发生之因，反过来，这些疾病又进一步削弱肝肾之功能。因此，养好肝肾，是治病求本的最好方法。

第十章　养好肝肾，男人从容面对更年期

中年时期是男性最成熟，最有魅力的阶段，人们常说"三十的男人是精品，四十的男人是极品"，就是对这个阶段男人的褒奖。但是，面对年龄的增长，更年期的男人常会在心中产生忧虑和恐慌。男性更年期的年龄各不相同，目前约有40%的男性在40～70岁时会经历男性更年期的临床症状。其实，如果男人们了解了自己中年后的生理特征，有针对性地采取各种保健方法，完全可以潇洒地度过更年期。

第一章 养好肝肾，做迷人暖男

恰到好处的成熟，散发独特的男人味，这种男人常被人称为阳刚男人。这种顶天立地的男子汉气概如何生成？肝肾是其生发之源。

另外，中医常说："心肾相交，水火交融，是身体健康的重要保证。"这是因为，肾为天一之水，水生木，肝属木，故肝肾有重要的同源关系，养肾水以济肝阴对保证身体健康有着重要意义。

1. 肝——"将军之官"，男人的情绪控制器

常常有这样的病人，体检的时候，一切指标正常，平日里却总不舒服：口苦，咽干舌燥；吃饭不香，一到晚上眼睛发亮，人像充了电似的精神，白天反而精神萎靡，气短乏力……这往往是肝功能出了毛病。

中医所说的肝，不仅仅是一个器官上的解剖概念，更是一个完整的功能活动系统。这个系统功能是强健还是孱弱，仅仅凭一些仪器上的数字和指标是体现不出来的。古人将肝比作人体的"将军之官"：肝居胁下，胆附其中。肝有三大功能：主疏泄，主藏血，主筋、开窍于目。

肝这位"将军之官"好动恶静，性格刚强躁急，其主要任务就是固国安邦，抵御外敌。什么意思呢，就是说肝首先管理身体的气血水液的正常运行，即肝主疏泄。其中，气是血和水液的运行动力，气的运行叫气机。肝疏泄正常，气机才能调畅。若肝疏泄失职，气机不畅，血水潴留，就会引起诸如胸肋刺痛、肿块、胸水和腹水等一系列严重后果。抵御外敌，就是说肝遇病呈现积极的代偿反应，通俗点说就是抵抗病菌，排出毒素。肝功能好的人一般体格健壮，免疫力强，很少感冒。这就是其体内的这位将军恪守本职，不惧外邪侵入，经常打胜仗的结果。

> **平息肝火有妙方**
>
> 夏枯草 12 克、桑叶 10 克，加入适量的水浸泡半小时后煮半小时，再加入菊花 10 克，煮 3 分钟，代茶饮。当然可以放点冰糖、蜂蜜调味。平时经常面对电脑，从事脑力劳动的人，可以将枸杞先煮 30 分钟，加入菊花后再煮 3 分钟，当茶饮，能够预防肝火上升，解决头昏脑涨、眼睛干涩的问题。

像所有的将军一样，肝性急，易躁，易亢奋，少虚多实。肝气太过，人就会急躁发怒；同样，发怒也会引起肝气生发太过，所以中医学理论把容易生气的人解释为"肝火太旺"，男人经常动怒多数是因为这个原因。本章开头说到的一类病人喜欢熬夜，到晚上就精神，说明其肝火旺，所以平日总觉得口干；肝气郁结，导致胆经堵塞，胆汁外溢，所以常觉得口苦。这些人往往还有舌头、嘴唇偏红，口臭、便秘等毛病。这都是由于肝的疏泄功能失调，导致气郁化火。

肝的第二大功能是藏血主筋。这里的筋包括了现代医学讲的肌腱、韧带和筋膜。就好比橡皮筋必须有力量做适当的牵引才能有弹性一样，人体的筋带一样需要血气的濡润牵引。足受血而能步，掌受血而能握，目受血而能视，只有肝藏住血，再通过疏泄功能将血分布到身体各部位，人体机能才能正常运转。所以肝功能健康，人的四肢就有力量。反之则"肝气衰，筋不能动也"，轻者双膝无力（膝为筋之府），重者导致阳痿（肝经绕阴器而行）。

可见，肝的运作对人体起着举足轻重的作用。我们在日常生活中要经常闭目养神，闭一会儿眼就相当于"藏"，通过整个身体代谢的放缓，固摄肝气，使肝得到适当的休息。

❧ 健康锦囊 ❧

肝和情志的关系相当密切，怒伤肝，如果一个人经常生气或者郁闷，就会抑制肝的疏泄和生发的功能，就会气郁。气为血之帅，气郁则血流不畅，就会产生严重的后果。所以，请大家注意，一定要少生气。

2. 肾——"先天之本"，男人阳气的生发之源

中国人对肾是最重视的，将其称之为"先天之本"。一个人天生是否健壮，爱不爱生病，能长多高，都取决于肾功能的强弱。同时，肾功能的强弱又决定了后代的身体素质。所以说肾主生长发育，又主生。

现在有很多不孕不育患者。有些患者的身体是发生了器质性的损害，比如说输精管闭塞。而另一些，身体指标正常，精子活动能力也不错，性生活也无大碍，可就是不怀孕。从中医角度出发，就首先要考虑是不是肾虚，特别是肝肾阴虚。

肾主生殖而藏精，这个精呢，不能简单地理解为精子。精泛指一切精微物质，是一种原始的、创造性的力量。肾精可化生为阴血、精髓、津液以滋养形体和脏腑，也可生气升阳，为脏腑生化之源。通俗地说，肾脏是五脏六腑生成、运作的原动力。当身体器官发生病变时，肾精可以转化为其所需要的营养和动力，以支持其复原。所以有些人得了大病，甚至是不治之症，都可以神奇地转危为安，这就是肾精所起的作用。

肾精化生肾气。武侠小说中各位大侠，断胳膊断腿都没事，恢复得很快，但"伤元气"就坏了，随便一掌就能置其于死地。这里的"元气"呢，就是"人活一口气"的肾气。现代人得病多选择手术，其实任何手术，哪怕是阑尾炎这样的小手术，都会极大地伤害人的元气，没到万不得已绝不开刀，不得不开刀时要好生调养。

曾经有这样一个病例，患者很年轻，三十多岁，身强体壮，新婚燕尔，某日阑尾炎病发，急匆匆去开了刀；术后恢复也很快，回家就按原来的生活方式，一切正常，新婚生活一如既往。不料之后这位男士竟然出现了无精的现象，身

体也远不如以前，经常出现小腹冷痛、腰膝酸软的症状。久而久之，堂堂七尺男儿，上个二楼都气喘半天。这就是因为手术伤元气后没有好好保养，导致肾阳不足，精液亏虚，进而影响到全身的五脏运作。

我建议他不吃药，回家多吃甲鱼、羊肉汤等滋补食物，暂停房事，休养为主。这样足足休息了三个月，患者才恢复健康。可见伤元气对人的影响之大，恢复起来不容易。

另外必须注意的是，有些人晚上不睡觉，也不按时吃饭，工作压力大。比如说现在的明星，拍戏的时候几乎没有睡过囫囵觉，但是人也觉得无大碍，干什么也不耽误，精力也挺好。是什么在支撑着他们呢？是肾精。但这样经常耗损肾精的生活是很危险的，就好像是在吃老本，平常都把老本透支完了，外邪自然容易入侵，外邪入侵，肾精不足，没有力量去帮助五脏恢复，这是很可怕的。

肾的另外两个功能：肾主水、肾主气。很好理解，肾主水是说肾主宰人体的水液代谢。出汗啦，小便啦，都是肾在掌控。肾弱的人多见小便淋沥不畅，夜晚盗汗，盗汗损失的就是肾精。肺部所吸收进来的气下达于肾，肾的接收能力强，则呼吸顺畅；胸闷气短，生气"气噎"就是肾的接收能力差，肾不纳气的结果。

❧❧ 健康锦囊 ❧❧

男士朋友们要注意了，养肾切忌滥用药物，乱吃保健品、减肥品。长期服用中药的男士朋友也要注意，这些都会增加肝肾负担，得病的概率也相对提高。另外，感冒等呼吸道疾病有损肾脏，所以冬季要御寒保暖，防止感冒。

3. 肝肾——男人养命抗衰老的利器

在我国古代文献中，常将自然寿命称之为"天年"。《素问·上古天真论篇》认为人的天年为百岁，"终尽其天年，度百岁乃去"；《灵枢·天年篇》也说"人之寿，百岁而死"。现代许多长寿调查资料证明，人类的正常寿命应该是57～150岁，衰老医学根据调查研究，也认为人类最多能有150年的寿命，其中，男性的平均寿命比女性要短3～5年。

现代社会生活条件越来越优越，但是人们的寿命并没有因此而延长，相反，却出现了多种多样的病症，英年早逝的人也多了起来。在很多正值壮年的男性身上，已经出现了风湿、眼花、耳聋等老年人常见的病症，很多人似乎提前衰老了。

案例

几年前我见过一个早衰的病人，他才30岁出头，自己建立的公司刚刚开始向好的方面发展，身体却出了毛病。这位病人出现了脱发症状，头发也开始由黑变白，看起来像四五十岁的人一样。他也常常腰酸背疼，头晕头痛，还经常耳鸣，这些都是早衰的信号。病人对这种情况很着急，我劝他要稳定心情，越着急病就会越严重，工作压力和心情紧张、苦闷都是引起早衰的原因。我让这位病人放下工作的担子，好好调养，这样才能让身体恢复元气。

很多男性认为自己身体很壮实，苦点累点都不怕，殊不知，过度的消耗，都是在透支你的身体，身体的精气不足了，衰老就会提前出现了。

随着人们健康保健意识的增强，以及全球老龄化趋势的加快，越来越多的医学专家加入到探讨衰老机理及抗衰老研究领域中来，怎样才能减缓衰老的速度，这是一个关键问题。对于衰老的话题，祖国医学早有研究。

中医认为，导致和影响男性衰老的因素很多，最重要的原因就是五脏的变化。由于人体以五脏为中心，所以五脏功能的强弱直接关系到人的衰老速度。对于男人来说，五脏中的肾与衰老的关系最为密切，而肝与肾也有很紧密的关系。中医典籍中有"人之衰老，肝为先导"之说，中医又有"肝肾同源"之说，因此，肝、肾二脏在抗衰老的研究中最为重要，对于探索衰老的机制具有重要的价值和意义。

肾重要的生理特性之一就是肾藏精。肾精主宰着男人生长、发育、生殖、衰老的过程，肾精是肾气凝结而成的，肾精散发就化为了肾气，肾气凝聚就变为肾精。我国的养生学家有这样的说法："善养生者，必保其精。"明代陈继儒在《养生肤语》中讲道："精能生气，气能生神，则精气又生神之本也，保精以储气，储气以养神，此长生之要耳。"这说的就是保肾精的重要意义。

肝很重要的一个作用就是肝藏血，也就是说肝脏有贮藏、调节全身血量的作用。当人体活动的时候，血流量增加，肝脏就排出贮藏的血液，以供机体活动的需要；当人在休息和睡眠时，人体需要的血液量减少，剩余的血液则贮藏于肝脏。所以《内经》有"人卧血归肝"之说。因此男性血气充足与否，与肝藏血、司血海的功能密切相关。

健康锦囊

枸杞加绿茶泡水，是很好的保肝肾、抗衰老的方法。《食疗本草》明确指出，枸杞有"坚筋耐老"的作用，而绿茶也有解毒抗衰老的作用，二者合一，其滋养功能更好。但是枸杞温热身体的效果很强，所以正在感冒发烧、身体有炎症、腹泻的人最好别吃。

4. 养好肝肾，这样的男人才强壮

看一下经络图就明白，肝经是绕阴器而循行的。肝主筋，在《黄帝内经》中，男子的生殖器被称作"宗筋"。宗筋的意思是许多筋的集合处，也有传宗接代之意，肝经决定了男人传宗接代的能力，所以说男怕伤肝，女怕伤肾。

肝聚集了人体的阳气，男子的阳刚必借肝而发，但是肝肾两脏必须通力合作。肾填精，如果肝火升起了阳刚之气，但是肾精不足，那么也无济于事。如果把肝比作是一杆枪，那肾精就是弹药，没有肾精的支持，这杆枪也就没有什么实在的作用了。所以男性保养必须要养肾。

近年来，补肾之风越刮越劲，很多人都找各种方法补肾，但是有的人只注意补肾而不养肝，所以见不到多少效果。其实肝脏本身就是一个能量仓库，其中储藏了巨大的能量，等待男人发掘应用。对于肝来说，最好的补益就是把肝的阳气调动起来，但是更要注意的是，不能任肝阳随便生发，而应当通过肾的引导，把肝阳引到它该去的地方，这样就不会白白浪费身体的能量。

最近，我收到很多男性朋友求助性功能障碍方面问题的来信。有的朋友刚二十几岁，有几次性生活不满意，就怀疑自己是不是阳痿肾虚，心情非常懊丧，失去了信心，整个人也因此萎靡不振。

其实大多数人都是健康的，不需要整天吃药来补，过分地吃补药，反而可能会对身体有很大的危害。人体经络是引导气血灌注的通道，想要哪里强壮，就要把气血引到哪里，想要气血充足，可以喝山药芡实枸杞粥，多吃牛肉。那么强壮男子肾阳最关键的经络在哪里呢？答案就在肝肾两经。

我们可以这样锻炼，仰卧，枕头以舒适为宜，两脚心相对，两膝外开，腿似环，脚后跟最好直对着会阴，如果能顶着会阴最好。两手重叠在肚脐上，安静、放松，双目微闭，凝神静气。仰卧时由于着床面积大，压迫力较小，身体更容易放松，身体的放松加上一定的姿势，可以很快地使阳气和肾气充盈起来。这样的动作能够拉伸大腿内侧的肌肉，而大腿内侧就是肝肾经的循行路线，经常这样锻炼，就能增强肝肾功能。肾阳气相当于命门的真火——一个人生命力的大小关键就是看命门的阳气是否充足。摆这个姿势，就是为了更有利于肾阳气的充足，因此其补肾的作用非常明显。

还有更简单易行的方法，就是可以把两腿分开劈叉。这时我们的两条大腿内侧会酸胀紧绷，同样可以起到锻炼肝肾的效果。注意，劈叉两边都要练，先用后面一只脚跪住，前面一只脚伸直，双手撑地慢慢下去，练好一边换另外一边进行练习，以能承受为宜，不能勉强，以免拉伤。在练习之前，最好先转动手腕和脚腕 10 分钟，能有效防止拉伤。

太极功操中有一个动作非常简单，即双脚并拢慢慢蹲下，然后向一侧伸出，成侧压腿的姿势，然后两只手抓同侧脚踝，身子向伸出的一侧压低，保持 10 秒，然后站起来，换另一侧。此法可补充肾阳。

当然，锻炼肝肾的功法不是一朝一夕就能见到效果的，一定要有些耐心和信心才行，身体的阳气要慢慢生发，才会对身体有好处。

❧ 健康锦囊 ❧

肝病是我国的"国病"，有些男性朋友很注重肝的养生，于是在火气大的时候，常常买清热解毒的保肝丸吃，这些药有降火泻肝的作用，但是服用过多，反而会让负责除湿机能的脾胃受寒，更不容易祛湿解热，因此不能长期服用清热解毒的中草药。

保肝最好的方式就是少吃辛辣，而且肝肾同源，补肾的同时也能养肝，男性朋友们可以多吃黑芝麻、黑木耳、黑豆、桑葚、黑糯米、党参、白术、枸杞等滋养肝肾。

5. 肝滞气郁，一切精神疾病与此有关

中医理论讲"肝藏血"，认为肝是人体内藏血的大仓库，能够储藏和调节全身的血液，所以也有肝为"血海"的说法。

血是属于阴性的物质，所以中医在谈到肝的疾病和治疗时，常会说："阴常不足。"肝是身体里血的大仓库，仓库中的货物会不停地出仓进仓，时不时清理存货，以保证新鲜的货物能够放进仓库里。肝也是如此，不断地有旧血要"出仓"，也不断地有新血要补充进来，维持着这样的平衡，肝里的血永远不会满溢，所以通常对于肝来说，怎么补阴也不为过。在肝的功能中，这种"进仓"的过程就叫作"藏"，"出仓"的过程就叫作"疏通"。

肝血经过疏通，流到全身，同时也带动全身各种能量的流动，所以肝的疏通对于全身都有影响。全身能量的流动，其中很重要的一种就是"气"。气的质量比较轻，能够上升，喜好活动，肝气具有疏通、上升、好动的特点。

从五行来说，肝属于"木"行。春天对于树木来说是最好的季节，因为树木在春天生发，将枝条伸展开来，长出新芽，肝也具有这样的特质，喜欢条达舒畅，不喜欢约束和抑郁。

肝的疏泄功能正常，肝气就能得到良好的疏通，人的情绪就舒畅；反之，疏泄功能下降，就会导致肝的气机不通畅，情绪抑郁。当然，如果长期心情苦闷难过，也会使肝的疏泄功能产生障碍，引发疾病。开朗的心情，积极的情绪，可以使肝的疏泄功能得到恢复，从而引导疾病向好的方向发展。

案例

我见过一个病人，因为总是不得志，得不到上司的重用，他时常在心里抱怨愤懑。他想要跳槽，可是父母和妻子都劝他，都40多岁了，忍几年就退休了，为了照顾家里的太平气氛，他就继续在原公司上班，但是心理上的问题没有解决，工作得心不甘情不愿的，他就患上了抑郁症。其实他患上抑郁症，就是因为时常不愉快，影响了肝气的疏泄，使得肝郁气滞，久了就成了抑郁症。对于这样的病人，在用药的同时更要注意对其情绪的疏导，解除了他心里的"疙瘩"，气机就通了，疏泄正常了，心情也就更加开朗，抑郁症也就能治好了。

在中医看来，所有的精神疾病都和肝气郁滞有很大的关系。肝主条达，疏泄情志。情志条达则七情平和，使人眉目舒展，神态安详；肝滞气郁，七情不畅则使人郁郁寡欢，内心苦闷或烦躁易怒。

肝的生理功能是主疏泄，主藏血，能调畅全身气机，肝气郁结，七情不畅易使人郁郁不乐、烦躁易怒。一个常常愁眉苦脸，或者常常暴躁发脾气的人，肯定不是美的。肝气畅通，心情舒畅，经常开怀大笑的人，看起来更加潇洒、帅气。

肝与七情、爪甲、眼睛、筋等有密切关系，所以肝血充足的人皮肤能够得到很好的濡养，皮肤细腻，指甲饱满健康，眼睛明亮有神，动作敏捷，在哪里都是一副自信、阳光的样子，这样的男人定然是受到人们喜欢和信任的。

健康锦囊

长期心理抑郁容易导致肝气郁滞，对身体极为有害，朋友们要尽量做到更豁达，不生气，如果有什么事让你一直生气或忧虑，最好早点去找医生。

6. 以心阳养肾水，心肾相助更健康

在中医五行学说中，人体的肝、心、脾、肺、肾这五脏分属木、火、土、金、水五行，其中，心位居上焦，属火，肾位居下焦，属水。

中国古代文献中有"心为阳中之太阳"的说法，认为心在五行中属火，火有炎上的特性，温热向上，具有温煦之功。心在八卦中属离，《易传》有云："离为火，为日，为电，为中女。"从离的卦爻符号可看出它用的是两个阳爻（火），受制于一阴爻（水）。心也正如人体中的一轮红日，在心阳气的鼓动下，下焦之水蒸蒸而上交于心，以免其阳气过亢，也就是要心肾相交才能克制心火，这个人才能健康不生病。

《灵枢·阴阳系日月》有载，"肾为阴中之太阴"，在五行中属水，主水液。水性润下，具寒润、下行、闭藏之特性。肾在八卦中属坎，《易传》云："坎为水。"坎的卦爻符号也形象地说明了肾的功能属性：两个阴爻夹着一个阳爻，两个阴爻为肾中之水，主静。一个阳爻是肾中之真阳，主藏。肾中之真阳使肾中之水变为活水，真阳蒸腾肾水而上交于心。

根据五行学说的生克理论（即相生：水生木、木生火、火生土、土生金、金生水；相克：金克木、木克土、土克水、水克火、火克金），肾水当克心火，也就是说，肾阴的水液上济于心，能够滋养心阴，使心火不致过亢。而心的阳气也要下降于肾，资助肾阳，使肾水不寒。如此，心助肾以阳，肾助心以阴，心肾互济，水火相交，才能保持人体内阴阳的平衡状态。这种心肾之间的生理现象，在中医上叫"心肾相交"或"水火相济"。

中医认为，心属火而藏神，肾属水而藏精，心肾相交，水火相济，则为生理之常；心肾不交，水火不容，则为病理之变。由于外邪损伤肾阴，或久病伤阴，或房事过度，阴液暗耗，或思虑过度，情志郁而化火伤阴，或年老肾衰，肾精不足，就会引起肾水匮乏，不能上济于心，心阳得不到滋润，"心肾相交"的阴阳平衡关系必然遭到破坏，就会出现 "心肾不交"的病理变化。

一般情况下，心肾不交者，常表现为心悸怔忡、失眠健忘、头晕耳鸣、腰膝酸软、潮热盗汗等症状。中医常用交通心肾法来治疗心肾不交所导致的各种病变，心肾不交又分为多种不同的类型，例如：

病机	表现	治则	方药
心肾阴虚，心火上炎而不下交于肾，或肾水不足，不能上济于心，导致心火亢	心烦不眠、舌红苔黄等	益肾水、降心火，交通心肾，养心安神	黄连阿胶汤加减
因思虑过度	心悸怔忡、失眠多梦、头晕健忘、遗精盗汗等	开通心窍法，宣气除痰，醒神益智，镇心安神	枕中丹加减
心火亢盛，肾水不足，导致心肾不交	兴奋难眠、心悸不安、白天嗜睡等	宜用降水救火法，使心肾交于顷刻	交泰丸加减
饮食不节，宿食不化，堵塞了阴阳水火上下的通路，导致恶心、纳呆	嗳腐吞酸，睡眠不安	宜用和胃消导法，排除壅塞	轻症者可用保和丸合半夏秫米汤，重症者可用调胃承气汤

7. 交通心肾有良方

治疗心肾不交的总原则为：交通心肾，可以用以黄连、肉桂为主的交泰丸。交泰丸源自明代韩懋的《韩氏医通》。方中黄连清心降火，少佐肉桂，以引火归元，共达水火既济、心肾交通之功效。《四科简要方·安神篇》中说："生川连五钱，肉桂心五分，研细，白蜜丸，空心淡盐汤下，治心肾不交，怔忡无寐，名交泰丸。"书中指出了方中黄连与肉桂配伍的比例为 10∶1。在对症应用交泰丸的基础上，对于阴虚较重者，可加强滋阴降火的作用，方选黄连阿胶汤（黄连、黄芩、阿胶、白芍、肉桂、鸡子黄等）；以心阴虚为主者，可用天王补心丹；肾阴虚为主者，可用六味地黄汤加夜交藤、酸枣仁、远志等；对夜寐多梦者，可用生龙骨、生牡蛎、合欢皮各 20 克，阿胶、白芍各 12 克，黄连、黄芩各 10 克，鸡子黄 2 枚。水煎诸药 2 次，阿胶烊化兑入，用生鸡子黄调入药汁，分 2 次温服。

失眠外用方　　将朱砂 3～5 克研为细末，外敷双侧涌泉穴，胶布固定，每天一换，视病情可用 7～10 天。症状较轻的患者，每晚睡觉前用热水泡脚，边泡边用手按摩脚底涌泉穴，左右脚不断交替用力按摩。涌泉穴为足少阴肾经的井穴（肾经之气所出，如水的源头），用热气熏它，并按摩它，有滋阴降火、引火归源的作用，对心肾不交型失眠疗效明显。

饮食上要远三白（糖、盐、猪油），近三黑（黑芝麻、蘑菇、黑米）。从营养价值看，四条腿（猪、牛、羊）不如两条腿（鸡、鸭），两条腿不如没有腿（鱼、虾）。经常吃海带、河鱼、鱼油可减缓脑细胞死亡速度。

平时要注意多吃富含维生素 A，胡萝卜素以及维生素 B$_2$ 的食品；同时，选用含磷脂高的食物以健脑，如蛋黄、鱼、虾、核桃、花生等；还要有意识地多选用保护眼睛的食物，如鸡蛋、动物肝肾、胡萝卜、菠菜、小米、大白菜、番茄、黄花菜、空心菜、枸杞。

❧ 健康锦囊 ❧

热水泡脚能促进心肾相交，治疗失眠，但是热水泡脚也有讲究。每次热水泡脚时间最好在 15 分钟至半小时，最好不超过半小时。热水的温度以 40℃左右为宜。

8. 肝肾阴亏，男人也有更年期

男性进入更年期，特征非常明显，常会出现精力不足、身体状况大不如前、记忆力减退、睡眠质量差、工作能力和效率降低等一系列问题。更年期的男人情绪上主要表现为心情抑郁烦躁，神经过于敏感，面对很小的事情就容易发怒，和家人或者同事之间的关系紧张。进入更年期的男人，大多在 40 岁左右，工作繁忙，容易饮食营养不平衡，这就容易导致肥胖，过多的脂肪又堵塞了血管，使性功能出现障碍，高血压往往又推波助澜，不期而至。

与女性不同的是，男性不存在绝经等更年期开始的信号，症状发展不明显，内分泌代谢机制也不同于女性。要注意男性更年期的几个症状：

❶ 脑功能减弱。表现为对外界反应迟缓；睡眠质量下降，睡眠比以前减少，早睡早醒；记忆力下降；眼睛容易疲劳，看书久后感到头痛、头晕；听力明显减弱；开始怀念童年往事。

❷ 躯体机能减弱。表现为味觉减退，对食物口味的喜好改变，想吃甜、酸、辣、咸等重口味食物；嗜吃零食，特别是蜜饯类；牙齿松动，咬不动较硬的食品；饮酒者酒量大不如前；四肢肌肉衰退，脂肪增多，骨质疏松；头晕心慌，四肢发凉，有说不清部位的疼痛，体检却没有异常发现。

❸ 明显的表现是性功能减退。表现为性欲减弱，勃起功能障碍，性生活次数明显减少。

❹ 情绪会有很大的改变。表现为易怒、焦虑、抑郁等情绪，还有出汗、面部潮红、腰酸背痛等症状。

如果一个男性拥有以上四种情况中至少三种的话，那表明你已经进入更年期，需要看医生了。

不要认为只有女人才有更年期，男人同样有更年期。俗话说："男人四十一道坎。"40岁的男人虽然在事业上已经取得了不小的成就，并且总感觉自己仍然有雄心壮志，可一旦面对艰巨的工作时，往往会心有余而力不足。其实，这很可能就是男人进入"更年期"的征兆。

通常，我们更多地关注女性更年期保健，其实，男人到一定的年龄，随着身体分泌的雄性激素的减少，也要进入更年期。但男人的这种生理变化过程大多模糊不清。

医学专家认为，男人的"更年期"是男人机体的转折状态，是由年轻力壮走向逐渐衰老的转折点。而科学研究证明，男性大约从30岁开始，身体的生殖系统机能便开始退化，从睾丸中产生的雄性激素会慢慢减少。当男性雄性激素下降到一定程度时，便会出现暴躁、抑郁、疲倦、性欲减退等症状，这便意味着进入了男性更年期。

中医认为，男人到了中年，肝阴亏虚的情况就开始出现，正是因为肝阴亏虚，才出现了更年期症状。所以注意护肝养阴，才能减缓更年期症状的出现。

进入更年期的男性其实也是负担最重的男性，在单位工作压力大，常常为事业疲于奔命；在家里，一家老小需要照料；孩子面临着学业负担，老婆期待再就业，自己也可能随时下岗；等等。同样，这时的男人也会疑神疑鬼，怀疑妻子对自己不忠，怀疑周围的人在算计自己，出现不健康的心理状况。

据媒体报道，在竞争激烈的日本、中国台湾等地，50岁左右的男性自杀率呈明显上升趋势。根据社会学家统计，新中国刚刚成立的时候，男人比女人的寿命长3岁；到了20世纪60年代，男女的寿命基本上持平了；70年代，女人的寿命比男人反而长了1岁；80年代，女人的寿命要比男人长2岁；到了90年代，女人比男人的寿命长4岁了。照这个趋势发展下去，21世纪的男人寿命就更短了。

男人的压力变大，寿命变短，于是更年期也悄悄提前了。所以当"更年期"来临时，男人要敢于面对自己的变化，不要表现得忧心忡忡、忐忑不安，而是要坦然处之，积极进行情绪、运动、饮食等各方面的调理，并合理安排自己的工作时间，减轻工作中的压力，做到劳逸结合；另外，还可以做一些有助于提高性功能的运动，这样可以很快恢复自信。

已步入中年的男性要学会稳定情绪，避免各种不良刺激。即使心情不佳，将要激动发怒时，也要努力克制，赶快到户外散散步，或者找知己朋友谈谈心，用精神转移法去除不良的心理状态。经常锻炼身体可以延缓更年期的到来。室外的活动锻炼可以使大脑皮层运动区兴奋，能免除不良的思虑。另外，睡前要用温水洗泡双足，睡时全身放松，安静入睡。

❧ 健康锦囊 ❧

男性更年期要注意钙的摄入，理想的钙质来源可通过食物获得，如牛奶、乳酪等乳制品，沙丁鱼、鲑鱼等鱼类，新鲜萝卜、甘蓝等。还应当改变不良的生活习惯，因为长期酗酒会加速钙质的流失，而抽烟者会比非抽烟者提前2～3年进入更年期，所以应尽量戒烟戒酒。

第二章 肝肾亏虚早知道

《黄帝内经》说"圣人不治已病治未病"，也就是说，高明的医生要治病在未发之前。只有及时发现疾病的各种征兆，才能占得先机，更快也更有把握地去除疾病。

其实每当出现问题时，身体都会向我们发出警示信号，只要我们平时多注意自己的身体状况，掌握疾病的预警信号，就可以早期发现，早期堵截，实现"上医治未病"，从而把疾病消灭在摇篮里。

1. 男人肾虚的几大表现

如果问你，你肾虚吗？所有的男士都会摇头，但是在心理上，十个男人中至少有九个都会担心自己是否有肾虚的问题，很怕自己和肾虚扯上关系。那么下面我就说说肾虚的表现。

一个病人来找我看病，都已经是 5 月的天气，大多数人只穿一件单衣，甚至有些人都开始穿短袖了，这位病人却浑身包裹得严严实实；尤其到了晚上，感觉手脚冰凉，有时一个晚上也暖和不过来。这就是典型的畏寒肢冷的肾虚症状。

"畏寒"指有怕冷而且怕风吹的感觉。"肢冷"指四肢手足冰冷，甚至冷至肘、膝关节的症状。正是因为肾虚，肾精不足以濡养身体，肾气不足，才会导致畏寒肢冷的出现。"畏寒肢冷"往往伴随腰膝酸痛、神疲倦卧、少气懒言、口淡不渴等肾虚病症。可服金匮肾气丸，也可用姜附烧狗肉，它具有温补散寒、壮阳益精的功效。

> **姜附烧狗肉**
>
> 狗肉 1000 克，洗净，切成小块，将生姜 150 克煨熟备用。将熟附片 30 克放入砂锅，先煎 2 小时，然后将狗肉、大蒜、生姜放入，加水适量，直至狗肉煮烂即可食用。

邻居李先生自从两年前得了糖尿病后，身体就一直出现这样那样的问题，常常找我来看。这不，最近经过我的调理，糖尿病刚刚稳定，却又开始头晕无力，失眠多梦，根本提不起精神打理他的公司业务。头晕无力、失眠多梦就是典型的肾虚症状。

肾作为人体重要的脏器之一，滋养和温煦着其他脏腑，若其他器官久病不愈，就容易伤及肾脏。许多慢性病，如慢性肝炎、冠心病、支气管哮喘、高血压等病人，往往伴随有肾虚症状。要想根治肾虚，彻底治好其他器官的疾病是根本之道，否则都是"治标不治本"之举。

朋友老张最近腰部总是酸楚不适，在和客户打高尔夫时，稍加用力便会疼痛，问我怎么回事。我告诉他，他已经 40 多岁，中年男人容易肾虚，很可能是肾虚引起的，要多注意休息，饮食上多吃些补肾的食物。

腰痛根本在于肾虚，可分为内伤和劳损。内伤肾虚一般为先天不足、久病体虚或疲劳过度所致。轻者难以弯腰或直立，重者出现足跟疼痛、腰部乏力等症；劳损指体力负担过重，或长期从事同一固定姿势的工作（使用电脑、开车等），久之会损伤肾气，导致肾精不足。如果出现经常性的腰痛，而且休息也解决不了问题，那就要考虑通过补肾的方式解决，如六味地黄丸、金匮肾气丸、大补阴丸。

肾脏有"纳气"的功能。因肾虚不能纳气，就会引起喘息气短、呼多吸少，使你感到难以畅快呼吸。严重的情况下，伴随气喘还可能出现喘气加重、冷汗直冒等症状。临床上，哮喘要想治愈必须斩断病根，通过补肾纳气，增强体质以缓解症状，减少复发机会。

一个病人说，从去年冬天开始，一向健康的他突然哮喘，有时甚至无法正常说话，这让他无比苦恼。原以为是吸烟的原因，可是下狠心戒烟后哮喘症状并没有减轻。这不只是单纯的哮喘，是肾虚引起的，所以在治疗哮喘的同时，一定要注意补肾。推荐补肾纳气良方为咳喘七子汤，由《中国名医名方录》收录。

2.男人肾虚常见症状

中医认为，肾开窍于耳，临床发现有病人在使用某些抗生素后会造成肾脏功能损坏，同时耳功能也会损坏，这就为肾开窍于耳提供了证据。我国明代医籍《景岳全书》早就指出："肾气充足，则耳目聪明，若多劳伤血气，精脱肾惫，必致聋聩。故人于中年之后，每多耳鸣，如风雨，如蝉鸣，如潮声者，是皆阴衰肾亏而然。"

很多人有过头晕的感觉，那种眼睛发花、天旋地转、恶心呕吐的滋味并不好受，而且头晕患者常伴有耳鸣，妨碍听觉，长久下去，甚至会导致耳聋。头晕耳鸣多与肝肾相关，中医上讲"肾藏精生髓，髓聚而为脑"，所以肾虚可致使髓海不足，脑失所养，出现头晕、耳鸣。治疗时应补益肾气，精足则髓满，头晕耳鸣也就自然可以得以消除。

肾虚了，当然要补肾，除了饮食调理或药膳滋补外，最主要也最常用的方法是用补肾中成药。服药关键是掌握其适应证，细辨证候才有针对性。如肾阴不足，则要补益肾阴，常用六味地黄丸；但如果症状未变，且舌苔黄腻，则不再适用六味地黄丸，而应改服知柏地黄丸；如肾虚兼有两眼昏花、视物不明或眼睛干涩，则应服杞菊地黄丸。肾虚耳鸣患者还可以吃哈士蟆、黑木耳、黑芝麻、小核桃、韭菜、虾米等进行食补；此外生活要节制，适当调整工作节奏；放松耳鸣患者的情绪，转移对耳鸣的注意力都是有益的，可防止肾虚耳鸣的恶化。建议男性朋友要积极预防肾虚，并且到正规医院接受相关治疗，预防肾虚诱发其他不良病变反应，给生活带来更多困扰。

朋友跟我抱怨，半个月来夜间小便次数及尿量增多，有时一个晚上要起来三四次，搞得自己晚上休息不好，白天瞌睡不止。一堆的工作都没办法进行，工作拖拉，让上司极为恼火。这种长时间夜尿多的现象，也是肾虚的信号。

一般夜尿次数在两次以上，或尿量超过全日的1/4，严重者夜尿1小时1次，尿量接近或超过白天尿量，出现这样的情况就属于"夜间多尿"。白天小便正常，独夜间尿多，正是本症的特点，多因肾气虚弱所造成。要彻底根治，必须抓住温补先天肾阳之气这一主要环节，增强肾气的固摄气化作用，才能获得阳复阴退的效果。推荐中医药方右归丸。

便秘的人常因排便困难出现肛裂、痔疮等症，影响工作、生活，苦不堪言。虽然大便秘结属于大肠的传导功能失常，但其根源是因肾虚所致，因为肾开窍于二阴，主二便，大肠的传导须通过肾气的激发和滋养才能正常发挥作用。

谢先生从一年前就开始便秘，"方便"的时候非常痛苦，简直可以用"痛不欲生"来形容。虽然从医院拿了通便的药，但只能暂时解决一两天的痛苦。我告诉他，他的便秘是肾虚引起的，治疗便秘应从治疗肾虚入手，可吃一些补肾助阳、益精血、润肠通便等作用的中药，如火麻仁、何首乌、肉苁蓉。

朋友来家里玩，问他怎么自己开车过来，不让司机开车，朋友说，公司司机最近身体出了问题，腰酸腿痛、尿频尿急，给他放假让他治病去了。

我认为，长时间开车的朋友们都要注意肾虚的问题。长时间身体僵硬不变地坐在车里，外加开车精神紧张，久而久之则气滞血瘀，最终导致肾虚。我建议，开车一个小时左右，要下车舒展筋骨，顺便解决一下内急，千万不要憋尿，要知道长时间憋尿会造成尿频、尿急、遗尿、少腹疼痛和夜尿增多等症状。另外，男性肾虚还会出现阳痿早泄、滑精、精液病等病症。

❧❧❧ 健康锦囊 ❧❧❧

肾虚者很适合进行的一项运动是太极拳。太极拳是以腰部为枢纽的一项缓慢热身运动，极其适合体质有些虚弱的中老年人锻炼。肾位于腰部，常常活动腰部，可使腰部气血得以循环畅通，使肾气随之不断被充养。肾虚病人很多腰部无力，而通过太极拳练习，可以使腰肾功能得以改进，从而起到"补肾"的作用。

3.什么样的男人更容易肾虚

肾虚是一种自然生理现象，一般来说，男人40岁以后，女人35岁以后，都会或多或少地出现肾虚问题。

经常熬夜的人、精神长期紧张的人、抽烟酗酒的人、久坐不动的人、先天不足的人、老年人、久病之人、性生活频繁的人，身体发育不成熟的情况下早婚的人，虽然没有进行性生活但色欲过旺的人，都容易肾虚。但随着社会生活的不断进步，人们的物质文化生活日益丰富，生活方式多种多样，也使肾虚人群发生了一些变化。下面我们就说一下最易肾虚的几类人。

该睡不睡，熬出来的肾虚

现在熬夜的人很多，尤其是年轻人，有太多太多的理由支持他们去熬夜，如工作负担重，需要加班加点完成工作；交际的需要，白天上班很难有时间，长夜提供了难得的机会；痴迷足球，球赛多在夜间进行；偏爱上网，看大片、玩游戏……日日晚睡，时间长了就会出现黑眼圈、精神乏力等健康问题，一旦阴精耗损过多，就会过劳伤肾，引起诸多连锁反应。

压力太大导致肾虚

精神长期紧张、生活压力大的人也容易肾虚。工作、生活压力大，精神长期紧张，容易使身体抵抗能力显著下降，致使人体在面对风、寒、暑、湿、燥、火等外部环境的"六淫"侵害时变得弱不禁风，伤肾伤身。同时，"劳则气耗"，过度劳累使人体精气消耗太多，自然会伤肾，导致肾虚。

抽烟饮酒伤肺伤肝连带肾

抽烟伤肺，这是一个基本常识。"肺为气之主，肾为气之根"，肺掌控吸气，肾掌控纳气，在呼吸方面，肺与肾是相互促进、相互协调的。同时，肺与肾之间的阴液也相互滋生，肺阴虚可伤及肾阴，导致肾虚。所以，吸烟对肾的伤害是非常大的。另外，喝酒伤肝，而肝肾同源，肝藏血，肾藏精，肾精的充盈有赖于肝血的滋养，肝受到损害，自然会波及肾，所以，频繁饮酒也是不利于养肾的。

气血不畅，久坐伤肾

长时间坐着不动，人体腹腔承受巨大的压力，腹腔和下身的血液循环受到阻碍，人的整个身体气血运行都会受到牵连。另外，肾经与膀胱经相表里，久坐会压迫膀胱经，造成膀胱经气血运行不畅，膀胱功能失常，从而引发肾功能异常，所谓的"久坐伤肾"就是这个道理。另外，久坐还会引起肩周炎、颈椎病、经脉曲张、腰椎间盘突出、脊柱炎、前列腺炎、盆腔炎等一系列健康问题，令年轻人苦恼的亚健康问题也多与久坐不动有关，所以应该尽量避免长时间坐着不动。

房劳过度直接伤肾

中医把"房劳过度"列为肾虚的一个重要病因，指出不节制房事容易损伤肾脏，耗散肾气。房劳过度，常常使男人出现梦遗滑精、阳痿早泄等问题。一般来说，青年夫妻蜜月期间，心情舒畅，有足够的休息时间，每天一次也算合适；健康的青年夫妻，每周三次为宜；壮年夫妻，每周一两次为宜；四五十岁的中年夫妻，每周一次为宜。当然，合理的尺度是以性生活后的第二天不感到疲劳、身心愉悦、精力充沛为原则。另外，在身体发育不成熟的情况下早婚的人，频繁手淫的人，虽然没有进行性生活但色欲过旺的人，都容易肾虚。

先天不足带来的肾虚

中医认为先天禀赋与个人后天的生长发育有密切关系。先天禀赋充足，则后天正气充沛，抗病力强，生机旺盛；先天禀赋不足，则脾肾虚弱，抗病力低下，生机受削，容易产生疾病。五迟、五软等常见病多与小儿先天禀赋不足有关。先天不足是导致肾虚，尤其是儿科病症中肾虚的重要原因。《内经》说："人之生也，有刚有柔，有弱有强。"父母体弱多病，精血亏虚时怀孕；或酒后房事怀孕；或年过50岁精气大减之时怀孕；或男女双方年龄不够，身体发育不完全，即早婚时怀孕；或生育过多，精血过度耗损时怀孕；或妊娠期失于调养，胎气不足等生下来的小孩都可出现肾精气亏虚的情况。一言以蔽之：父母肾精不足，可致子女肾虚。

肾气随年龄增长而减弱

人的生长发育与肾气的关系极为密切。随着年龄的增长，女子35岁（五七）、男子40岁（五八）开始，就会出现肾气衰退的生理过程，到了老年则因肾气虚衰而呈现衰老的征象，所谓"年老多肾虚"就是这个道理。衰老是一种不可避免的生理过程，而肾中精气是决定人的生、长、壮、老、死等生命活动的主要条件，主宰着人的寿命和生命质量。衰老不可改变，人到老年时应该把充实真气、维护肾气作为养生的根本原则。《黄帝内经》里提出"法于阴阳、和于术数，食饮有节，起居有常"，以及"恬淡虚无""精神内守"等养生措施，都是为了充实真气、维护肾气，从而提高机体自我调节的机能和抗病能力，保持阴阳的动态平衡，达到延年益寿的目的。

4. 肾虚有阳虚和阴虚之分

肾阴虚的临床表现为腰酸腿软、口干、烦躁、手心发热、爱出汗。肾阴虚的情况下火就容易旺，由肾阴虚导致性功能障碍的男性，平常可以多吃一些六味地黄丸类的补肾阴的药物；另外食补也是很好的办法，例如，用桑葚子、枸杞煮粥，也有不错的效果。

辨别肾阴虚和肾阳虚，一看就懂

1. 看年龄：一般来说，中青年人容易肾阴虚，中老年人容易肾阳虚。道理很简单，就是中青年人负担重，身体物质消耗多，很容易出现物质匮乏的状况，所以多出现阴虚；中老年人就不同，他们身体物质消耗小多了，但他们身体器官逐渐衰老，"零部件"的性能已经大不如前，功能往往不好，所以往往出现功能性肾虚，就是肾阳虚。

2. 看二便：小便发黄、便秘的人多属于阴虚；小便清长、大便溏稀的人多属于阳虚。

3. 看冷热：畏寒怕冷、手脚冰凉的多是阳虚；五心烦热、容易盗汗的多是阴虚。

4. 看性功能：阴虚的人早泄、遗精的比较多；阳虚的人阳痿的比较多。

生活中很多人不注意健康，身体消耗的物质比较多，用脑过度、劳力过度，都会使身体的物质匮乏。再有就是人生下来时先天不足，父母给的物质就非常少，你身体的物质当然也是匮乏的。身体的物质匮乏了，人就会出现头晕耳鸣、四肢乏力、腰膝酸软、记忆力减退、容易衰老、脱发、牙齿松动等问题，这些都归于肾阴虚。

阴虚则火旺，所以阴虚的人容易出现"五心烦热"的状况。五心就是两个手心、两个脚心、一个心口。阴虚的人总觉得五心有热的感觉，还有就是容易盗汗，就是说睡觉的时候有汗，睡醒的时候没汗。

哪些人容易肾阴虚呢？中青年人。中青年是人的一生中最有活力，但负担最重的阶段，无论是学习、工作、锻炼，身体消耗的物质会特别多。

肾阳虚的临床表现是腰痛而且发凉、手脚冰凉、尿频。

肾阳虚首先会出现腰痛，因为腰为肾之府，这种痛一般会有冷的感觉。病人痛的同时，觉得腰里面发凉，这是肾阳虚的一个典型表现。另外，扩展到全身，会出现全身怕冷。因为肾阳是一身阳气的根本，如果根虚弱了，整个身体的阳气的温煦作用就会下降。阳虚生外寒，所以阳虚的人怕冷。其特点就是畏寒、手脚冰凉、面色苍白。肾阳虚的人适合吃的食物有海产品、韭菜籽。补肾可以选用金匮肾气丸、五子衍宗丸等。

当然，肾阴虚与肾阳虚的共同点也比较多，比如精力不足、腰膝酸软、头昏耳鸣、衰老加快等。另外还有阴阳两虚的情况，所谓阴极及阳、阳极及阴就是这个道理。我们应该学会用整体的观点看肾虚，辨证治疗。

❧ 健康锦囊 ❧

很多人一听说自己肾虚就乱吃药，这样乱补是不对的。补肾的关键是先要弄清是肾阴虚、肾阳虚，还是肾气虚。因此，肾虚者一定要找正规的中医师正确诊治。一般来说，补肾阴的药物多是甘寒药，如石斛、玉竹、山茱萸、枸杞子、西洋参等，中成药的代表是六味地黄丸。补肾阳的药物多是热性药，如附子、肉桂、鹿茸等，中成药的代表是金匮肾气丸。如果吃错了药，不仅起不到补肾的作用，反而会加重肾虚的症状。

5. 耳朵和牙齿藏着肾的秘密

中医认为"肾开窍于耳"，肾气亏虚容易导致耳鸣耳聋，比如，耳鸣声音像蝉鸣，是比较典型的肾虚。人老之后肾气不足，往往就容易出现听力障碍，现在很多年轻人听力都开始下降，这是肾气不足的一个重要表现。一个五十多岁的病人来看耳病，才五十岁，他就开始出现耳鸣的症状，别人说话声音小了他就听不清，这让他很担心。这位病人就是肾精不足，所以才出现了耳病。

肾气不足的人，耳比较背，细小的声音听不到，而肾气足的人，听力往往特别好，极其微细的声音都能听见，甚至人的心跳声都能听得见。当年唐代的高僧窥基法师睡觉都能听到蚂蚁打架的声音像雷鸣一样。

通过对耳的观察，可以推测机体的健康状况。对耳朵的观察主要从颜色、光泽、形态变化、定位诊断几个方面进行。

就耳部整体而言，正常人的耳朵红润而有光泽，这是先天肾精充足的表现；如果耳朵干枯没有光泽，反映出机体肾精不足。

耳朵色淡白，多见于风寒感冒，还见于素体阳气不足的人，这类人多怕冷恶风，手脚冰凉。耳朵红肿，多是"上火"的表现，常见于肝胆火旺或湿热。耳廓干枯焦黑，多发于大病后期，因为在这个阶段，机体阴液已经严重耗伤。在耳朵的局部有点状或片状红晕、暗红、暗灰等色块，多见于胃炎、胃及十二指肠溃疡等消化系统疾病。

望耳的另一个内容是观察形态变化。耳朵厚大的人，肾气充足；耳朵薄而小的人，多为肾气亏虚。耳朵局部有结节状或条索状隆起、点状凹陷，而且没有光泽的人，多提示有慢性器质性疾病，如肝硬化、肿瘤等。耳朵局部血管过于充盈、扩张，可见到圆圈状、条段样等改变者，常见于心肺功能异常的人，如冠心病、哮喘等。此外，若耳内流脓，伴有耳部红肿热痛，听力下降，是中耳炎的表现，中医认为这是风热上扰或肝胆湿热所致。

想要知道你的肾精是否充足，就来照照镜子吧。

中医认为"肾主骨，齿为骨之余"，肾的精华不仅体现在头发上，还体现在牙齿上，肾气足的人牙齿坚固晶莹而密实，肾气虚的人牙齿容易松动。有的人年纪轻轻，张开嘴满口的牙都是焦黄干枯的，小时候并没有服用过四环素，其实这是肾精不足的外在体现，提示其身体的内在衰败。

中医有一种非常好的保健方法，固肾补精的效果非常好，简单来说就是叩齿的方法。牙齿与肾相通，通过叩齿可以达到补充肾精的效果。

肾水不足，火气就大，热迫血妄行，齿龈就容易出血，肾虚的人往往会刷牙出血，此外，胃火上犯就会出现口臭。

❧ 健康锦囊 ❧

肾虚者宜吃芝麻。芝麻性味甘平，有补肝肾、润五脏的作用。如《本草经疏》中记载："芝麻，气味和平，不寒不热，补肝肾之佳谷也。"肾虚之人容易腰酸腿软，头昏耳鸣，齿枯发落，早年白发，大便燥结，最适合吃芝麻。

6. 从眼睛看出肝脏盛衰

眼睛不仅是心灵的窗户，还是反映肝病的窗口。肝和眼睛由经络相连，观察眼睛的变化，可以让我们更早地发现肝病，从而尽早治疗。

正常人的眼珠，眼白是白色的，假如眼白变成黄色，往往是黄疸的表现；眼白变成青蓝色往往是肝风内动的预兆；眼皮红肿是肝经湿热，是炎症的表现。

观察眼白上的特殊变化也有一定的意义，这种诊断方法叫白睛诊。眼白上有浅表血丝，表示可能有急性炎症；有片状青紫斑，多提示肝气郁结；白睛变黄，是肝病或胆道疾病。

还有一种诊断方法叫黑睛诊。黑睛靠近瞳孔的皱襞叫蜷缩轮，如果其增粗、扩大，状若蔷薇花环，可能是胆系炎症；在黑睛外周边缘，可见到 1 ~ 2 个白色的不完整的圆圈，患者可能有精神紧张、焦虑、恐惧等症状。

观察眼球上的脉络，也是诊察肝病的一种方法，叫脉络形色诊法。方法是两眼平视，经瞳孔中点作一水平线并延伸过眼角，再经瞳孔中心作一垂直线并延伸过上下眼眶。这样就把眼分成了四个象限，再把每个象限分成两个相等的区，肝位于四区。这一区的脉络形态或颜色有异常，都说明肝有病变。脉络模糊一片，往往提示肝郁证、胆石证；若白睛下端像垂着一颗露珠，多属虫积；脉络鲜红，属新病实热；脉络紫红，病为热盛；脉络深红，主热病且病势加重；脉络红中带黄，是病势减轻的预兆；脉络淡黄，为病势将愈的预兆；脉络浅淡，属气血不足之虚证或气血凝滞之寒证。

所以，经常看看自己眼睛的状况对于了解肝的变化是会有所帮助的。

食用动物肝脏可以治疗夜盲症，因此中医认为，肝脏和眼睛有着特殊的关系。肝脏功能正常，眼睛就能够看清东西，分辨颜色；肝的功能不正常，就会出现近视或远视等视力改变，以及眼部红肿胀痛等种种眼病。中医把各种各样的眼病都看成是肝的病变所导致的，中医对于眼病的治疗也往往从肝入手。

同时，中医也通过观察眼睛的变化，来了解肝的情况，诊察肝的疾病。肝开窍于"目"，肝的体液就是眼泪，眼泪是肝血化生的，所以血和泪是同源的，泪有濡润和保护眼睛的作用。正常情况下，肝阴充足，眼泪能够濡润双目，眼睛看东西就清晰；肝的阴血不足，就容易眼睛干涩，看不清东西，或者眼屎增多、迎风流泪。总之，眼泪太少或者眼泪外溢，都是因为肝阴虚。在生活中，大家肯定也会见到一些男性朋友，虽然年纪不大，但是有时却双目混浊，给人脏而颓废的感觉，这样的人多数肝脏不好，或因长期熬夜所致，因为中医认为上半夜，肝经、胆经需要睡眠来保养，熬夜直接损伤的就是肝胆，在外就会反映在眼睛上。我接触过一位男性患者，他的双眼混浊，整个人看上去像是疲劳过度，没有精神，经询问，他就是一位长期喜欢熬夜写文章的人。所以，在此奉劝一些喜欢夜间工作的人们早点休息，爱护你的身体。养好肝，眼睛也会更明亮、更健康。

适当休息，避免劳累，做到工作、休息有规律；若长时间用眼，每隔一小时休息 5 ~ 10 分钟，使用电脑时间不要过长，自我感觉眼部不适时要暂停用眼。

健康锦囊

建议多进食富含维生素 C 的食物，多食用含有维生素 A 的食物，例如水果和蔬菜、鱼肝油等，能起到养眼保肝的作用。

7. 面容透露肾虚的信号

我们知道，人体各脏腑之间，不仅在生理上具有相互滋生、相互制约的关系，而且病理上也常常相互影响。当某一脏腑发生病变时，除了表现本脏的证候外，在一定的条件下，还会影响其他脏腑而出现病症。肾为先天之本，元阴元阳封藏之所，五脏六腑之阴都由肾阴来供给，五脏六腑之阳都由肾阳来温养；肾中的精气除来自于先天之精外，也来源于全身其他脏腑所化生的精气。若各种疾病久病不愈，失于调养，必然会损伤肾中的精气，正如《景岳全书》中所说："五脏所伤，穷必及肾。"所以肾气的充足与否，也会显现在脸上。

肾气充足的人脸上放光，神采奕奕；相反，如果肾气亏虚，虚火上炎，脸上就容易长痤疮，尤其是下颌部。反复不愈的顽固性痤疮大多是由脾胃的湿气和肾的寒气导致的。

从西医的角度来讲，皮肤的好坏取决于内分泌是否正常。从中医角度讲，肺主皮毛，肺气足，皮肤就光泽；肝主血，肝血充足调畅，皮肤就红润。金水相生、肝肾同源，肺和肝都与肾有着密不可分的联系。肾水不足，肺阴空虚，皮肤就粗糙、干燥；肾水不足，水不涵木，肝血就不足，皮肤就苍白、晦暗。

爱美是人的天性，面色红润的男士看起来更加有精神。所以，爱美不仅是女人的专利，男人也应当关注自己的皮肤。我在临床上发现，很多皮肤不好的人，睡眠通常不好，要么晚睡熬夜，要么失眠多梦，通过调理睡眠，皮肤就得到了改善。

中关村某著名电脑学校业务校长，和我一起吃饭的时候问我："皮肤怎么才能保养得好，有光泽，我现在总是起痤疮，媳妇总是嘲笑我，吃点什么药好？"

我告诉他："最好早睡觉，特别是十点以前睡觉，睡觉能养肝，肝养好了，血自然充足，皮肤自然好！"

　　他听我的话以后，每天争取早点忙完工作，晚上十点前睡觉，一个月之后再见，容光焕发，对我的建议赞不绝口。

　　所以如果你的脸面没有光彩，最好的办法就是每天早点睡觉，养肝气、补肾气，皮肤自然润泽。

❧ 健康锦囊 ❧

　　五官和五脏是相关联的，如果五官方面长期出现不适，那么很有可能是五脏出了问题，不可马虎大意，最好尽快去医院做身体检查。

第三章 不良生活方式，伤肝又伤肾

很多男人在生活中可能对别人爱护有加，对自己却是一个粗心的人，常常使自己处于过度疲劳，身心透支严重的状态。

有关研究显示，能长寿，一个主要因素是拥有良好的生活方式。因此，男人们在日常生活中应当注意合理安排各种起居细节，妥善处理好生活的各个方面，遵循自然规律，养成良好的生活方式。

1. 不应被忽略的早饭

据调查显示，不吃早餐的男人容易发脾气，而男性的不良情绪会导致其记忆力变差。

中医认为，五谷能对身体起到最直接的濡养作用，早餐对于人体的健康极为重要，丰盛营养的早餐可使人精力充沛，学习、工作效率提高。营养学研究证明，早餐是一天中最重要的一顿饭。西医研究认为，早餐能提供大脑合成神经递质（一种传递神经冲动的化学物质）所需的能量和营养。来自早餐肉类中的蛋白质、碳水化合物和脂肪也会影响情绪。

通过一夜的休眠，夜间胃分泌的胃酸如果没有食物去中和，会刺激胃黏膜而导致胃部不适，久之则可引起炎症、溃疡病；如果空腹时间过长，会引起消化液分泌减少，进而引起胃肠病。早上不进食，就不能弥补机体在夜间丧失的水分和营养素，结果使血黏度增加，也不利于夜间产生的废物排出，从而增加结石、中风、心肌梗死的危险；由于不吃早餐，人体需要的平衡膳食得不到满足，早上需要的能量便只能靠消耗体内的糖原和蛋白质来补充，久而久之会造成代谢紊乱，导致皮肤干燥、起皱和贫血等，并使人体加速衰老；不吃早餐的人待到用午餐时，因感到特别饥饿，必然要多吃，这样会使原来想通过不食早餐减肥者反而更胖。不吃早餐，上午学习、工作时会出现饥饿感，容易使人感到疲倦、胃部不适和头痛，影响学习、工作效率。

在三餐定时情况下，人体内会自然产生胃结肠反射现象，简单说就是促进排便；若常常不吃早餐，久而久之可能造成胃结肠反射失调，于是产生便秘。

早晨是中风高发时间段，不吃早餐会增加中风危险。人在一夜的睡眠中，因呼吸、排尿等显性或非显性发汗，使水分大量丢失，血液黏稠，血流缓慢。

如果不吃早餐，会导致血容量减少、血液黏稠度增高，形成微小血栓，容易在本已狭窄的动脉里形成小血凝块阻塞血管。另外，早晨交感神经兴奋性增高，使人体血压偏高，这些因素均增加了中风的危险性。而对于已有中风危险的人，如高血压、心脏病、糖尿病患者，以及颈动脉严重狭窄者，长期不吃早餐更易促发中风。起床后还应多喝白开水，以降低血液的黏稠度。

健康锦囊

很多家庭习惯在晚上多做点饭，第二天早晨加热一下当早餐，认为这样简单方便，而且种类丰富、营养全面，其实剩饭剩菜当早餐，吃了也白吃。因为剩饭剩菜隔夜后，可能产生亚硝酸，吃进去会对人体健康产生危害。

2. 停不下的应酬，赶不完的酒局

酒是聚餐吃饭不可少的饮料，对大多数人来说，少量饮酒并无大碍，但是脂肪肝患者不能饮酒。国内的研究发现，2/3 左右的肝硬化、肝癌患者往往有过量饮酒的历史，饮酒使慢性病毒性肝炎患者肝硬化和肝癌的发生率增加，并且发病年龄大大提前。除可引起肝病外，大量饮酒还可增加神经精神疾患和心脑血管疾病，我国每年因饮酒中毒的人数超过千万。由于脂肪对肝细胞的侵润，影响了酒精在肝细胞内的代谢，所以脂肪肝患者比正常人更容易醉酒，导致酒精中毒。

很多男人为了生意，或者为了工作，不得不疲于应酬，其实，这种应酬有时拼的是健康，是拿自己的身体去当应酬的本钱，但是，得到的结果可想而知。

很多人一到餐桌上就身不由己，但是自己的健康要靠自己来把握，为了健康就要掌握主动权，无法在餐桌上控制饮食者则尽可能减少酒桌上的应酬。

喝酒的害处太多了，很多人因为喝酒喝坏了身体，那些本来身体就不好的人，经不住劝，又不好意思不喝，喝起酒来又没有节制，结果把自己的身体糟蹋了。

酒后伤身、伤肝、伤胃、伤心脏，因为酒精进入身体以后，身体的五脏六腑都会吸收酒精，对五脏六腑都会产生危害。酒对胃的损害首当其冲，胃炎、胃溃疡等胃部毛病都与火辣辣的酒有关系。其次，喝酒最伤肝，身体的毒素都要经过肝来代谢掉，酒精会给肝造成很大的负担。另外，酒入身体，经过肝脏代谢后流入肾脏，再一次损害了身体。

并且，酒对大脑的损伤是难以估量的。酒后容易误事，饮酒之后，特别是醉酒阶段，很多人失去记忆，把本来该做的事情、该注意的事情忘得一干二净，误了大事，才幡然醒悟，酒后失态，影响形象。

忌饮酒过量。古书中记载"饮酒莫教大醉，大醉伤神损心志"。如高血压患者，饮酒过量有导致脑溢血的危险。因此，饮酒要适可而止。一般酒精（乙醇）的中毒量为 70 ~ 80 毫升，饮白酒一次不宜超过 50 毫升；啤酒不宜超过一瓶。

饮酒过猛，酒中的酒精会使大脑皮层处于不正常的兴奋或麻痹状态，人会失去控制，动脉硬化患者甚至会出现脑血管意外。

空腹饮酒，特别是饮高浓度的酒，对口腔、食道、胃都有害。实验表明，空腹开怀畅饮只要达 30 分钟，酒精对机体的毒性反应便能达到高峰。埋头喝闷酒或饮赌气酒都是容易醉倒的。所以在饮酒前先吃点食物，使体内分解酒精的酶活力增强，可起到保护肝脏的作用。

酒分发酵酒（如黄酒、啤酒）和蒸馏酒（如白酒）两种，在体内的反应不一样。发酵酒酒精含量少，但质杂，如与酒精浓度大的蒸馏酒混饮，易引起头痛、恶心等不良反应，而且易醉，所以喝酒最好不要混着喝。

喝冷酒不好。古人喝酒为什么喜欢烫一下再喝，这是有一定科学道理的。白酒的主要成分是乙醇（酒精），此外还有醛。醛虽然不是白酒的主要成分，但对人体的损害要比酒精大得多。可是醛的沸点低，只有 20℃左右，所以只要把酒烫热一些，可以使大部分醛挥发掉，这样对人身体的危害就会少。

宴席上，常见一些人边饮酒边吸烟。吸烟有害，岂不知这样边喝边吸更有害。这是因为酒精能使血管扩张，使体液循环加快，而香烟中的有毒物质尼古丁等又极易溶于水，所以，饮酒时吸烟，就加快了人体对香烟中尼古丁的吸收。此外，由于酒精的毒性作用，可影响肝脏对尼古丁等物的解毒功能，因而，饮酒时吸烟对人体危害更大。

酒后洗澡，体内储备的葡萄糖消耗加快，易使血糖下降，体温急剧下降，而酒精又能阻碍肝脏对葡萄糖的储存，易使人休克，所以酒后不要马上洗澡以防不测。另据报道，酒后立即洗澡容易发生眼疾，甚至会使血压升高。

由于酒精的刺激，使体表血管扩张，血流加快，皮肤发红，体热散发增加，体温调节失去平衡，故酒后受凉易生疾患。例如，酒后外出容易感冒和冻伤，酒后用冷水洗脸易生疖疮；酒后在电风扇下吹凉，易发偏头风；酒后当风卧，易生各种风疾；酒后露天宿卧，易得麻痹症和脚气病。所以酒后一定要注意保暖。

忌睡前饮酒。睡前饮中等量的酒，可出现严重呼吸间断，危害健康。如果在睡前饮酒，一般均经历睡眠呼吸暂停，这种暂停将持续10秒或更长时间。而呼吸暂停若多次发生，则可导致高血压，甚至心脏破裂，直至心衰。专家还警告，睡前大量饮酒，长时间会导致成人突发性死亡综合征。

解酒良方

鲜藕250克，洗净捣烂，挤汁服用；或是服用一小杯白醋；开水里放一点盐，喝下也可以解酒；绿豆50克煎汤一碗，或是鲜萝卜一斤捣烂挤汁，或是葛花25克煎汤一碗，服用都有很好的解酒效果。

带病饮酒不可取。病人不宜饮酒，特别对肝胆疾病、心血管疾病患者，胃或十二指肠溃疡、癫痫、老年痴呆、肥胖病人等，忌酒更是势在必行。例如，患肝炎或患其他肝病的人应该禁酒，即使酒精含量很低的啤酒也不应饮，以免加重病情。这是因为酒精能阻止肝糖原的合成，使周围组织的脂肪进入肝内，并能加速肝脏合成脂肪的速度。这样，有肝炎病的人，在肝细胞大量受到破坏的情况下，就比较容易形成脂肪肝。同时乙醇在肝内，先要变成乙醛，再变成乙酸，才能继续参加三羧酸循环，进行彻底代谢，最后被氧化成二氧化碳和水，同时释放能量，以供人体活动所需。肝炎病人由于乙醛在肝脏内氧化成乙酸的功能降低，使乙醛在肝内积蓄起来。而醛是一种有毒的物质，对肝脏的实质细胞，可产生直接的毒害作用。所以肝病病人饮酒，会使病情进一步恶化。

据载，唐朝兴庆池南岸曾产一种异草，叶紫心殷，醉酒之人只要摘一株闻闻，就可以立即醒酒，当地人称这草为醒酒草。又据《古今注·草木》记载，西域产酒杯藤，"藤大如臂，叶似葛，花实如梧桐……香美消酒"。

饮酒前先喝一杯牛奶或酸奶，或吃几片面包，勿空腹喝酒，以免刺激胃黏膜；酒局之前可提前服用 B 族维生素，以保护肝脏。也可有意识地多吃富含 B 族维生素的动物肝脏、猪牛羊肉、蛋黄、燕麦等；喝白酒时，要多喝白开水，以利于酒精尽快随尿排出体外；喝啤酒时，要勤上厕所，喝烈酒时最好加冰块；喝酒不宜过快过猛，应当慢慢喝，让身体有时间分解体内的乙醇。酒桌上罚酒数杯或"一口闷"易醉酒；喝酒时多吃绿叶蔬菜，其中的抗氧化剂和维生素可保护肝脏；喝酒时多吃豆制品，其中的卵磷脂有保护肝脏的作用；喝酒时不要喝碳酸饮料，如可乐、汽水等，以免加快身体吸收酒精的速度。

当然，不管用什么办法，喝酒也会对肝脏造成一定程度的损伤，所以能避免喝酒，就不要喝酒，能少喝酒就不多喝，身体才是最重要的。

❧ 健康锦囊 ❧

很多人喜欢在剧烈运动后喝一点冰啤酒，这是危险的。人在剧烈运动后马上饮用啤酒，会使血中尿酸浓度迅速增高，引起痛风。所以人在剧烈运动后，不适合喝啤酒，可以少喝一点温开水，补充水分。

3. 燃着的香烟，吞噬健康的肝

香烟似乎已经成为男人的标志了。但是，这种标志是完全不健康的，来看看男人抽烟的害处。

一项最新研究显示，吸烟对男性精液质量有明显影响。吸烟男性精子密度、活率、活力和精子形态异常者所占的比例，均明显高于不吸烟男性。据分析，导致男性不育的原因分为生殖器官异常、性功能障碍和精液异常三大类。而香烟中含有尼古丁、可尼丁、一氧化碳、重金属等大量有害物质，不仅可导致精液质量下降，还可导致睾丸功能损伤、生殖细胞的遗传物质损伤，造成机体内分泌失调。以往的研究已经证明，尼古丁和其他有毒化学物质阻碍男性生殖器的血液循环，并导致血压降低，生殖器官充血不足。

吸烟是导致人体血管发生故障的最大凶手之一。在心血管疾病的众多危险因素中，吸烟仅次于高龄，位居第二。哪怕你原先身体再好，一天两包烟，也肯定会给血管留毒，使之一天天脆弱下去。美国科学家50多年的研究表明，每天吸烟20支以上，冠心病风险会增加2～3倍。

人吸烟时会吸入大量尼古丁，其中含有的有毒物质进入人体后就会对心血管、血脂及血液凝血功能等产生影响，继而引发高血压病、高胆固醇血症、动脉硬化、心源性猝死、冠心病等心血管疾病。因为有毒物质进入体内，会给五脏带来极大的负担，经常吸烟，有毒物质越积越多，五脏自然就难以获得健康。

我看过一个病人，他就特别喜欢抽烟，每天至少要抽两包，不然就坐卧不安。这么一抽就是二十多年，现在他得了肝硬化，我告诫他一定要戒烟了，他的肝病就是抽烟引起的。结果他戒烟一阵子以后，又忍不住开始抽，结果没过多久，肝硬化就转为了肝癌，几个月后他不幸去世了。这让我感到很惋惜，如果这位病人能够坚持戒烟，肝硬化的状况会慢慢好转，身体也能慢慢好起来，不至于这么年轻就去世了。

我们都知道，肝是负责排毒的，所有的毒素都要通过肝的运化，再经过尿液排出体外。长期大量抽烟，就让身体的毒素大大增加，肝的负荷加重，毒素排除就容易不及时，毒素排不出去堆积到哪儿了？当然是堆积到肝。久而久之，肝就成了一个大的毒素聚集地，这还能不肝硬化么？

肝的排毒修复工作是在人熟睡中进行的，所以，经常吸烟的男性，要注意每晚早点休息，有利于肝的休养生息。

❦ 健康锦囊 ❧

不仅吸烟的人健康没有保证，长期吸二手烟、三手烟的人也会受到很大的危害，所以，奉劝各位瘾君子们，为了自己的健康，也为了家人朋友的健康，尽快戒烟吧。

4. 习惯熬夜，牺牲健康

习惯熬夜的人越来越多了。甚至对于有些人，熬夜已经成为生活的重要部分。但是从健康的角度讲，熬夜还是害处多多的。

熬夜会对身体造成多种损害：经常疲劳，免疫力下降。人若经常熬夜，所造成的后遗症，最严重的就是疲劳、精神不振；人体的免疫力也会跟着下降。自然地，感冒、胃肠感染、过敏等症状都会找上你。

晚上11时至凌晨3时，是人体经脉之气运行到肝、胆的时段。这两个器官如果没有获得充分的休息，就会表现在皮肤上，容易出现皮肤粗糙、脸色偏黄、面部黑斑、青春痘等问题。对于不习惯早睡的人来说，最迟也要在凌晨1点的养肝时间进入熟睡期。而且，更糟糕的是，长期熬夜会慢慢地导致失眠、健忘、易怒、焦虑不安等神经、精神症状。

睡眠不足的影响会累加起来，最终严重危害健康，甚至肥胖症也与"熬夜"直接有关。前面我们提到，肝是在夜里修复的，夜里本来我们应该睡觉了，让肝修养修养，结果我们醒着，就让肝的修复无法进行，于是水液代谢就会出问题，而夜晚寒凉，身体更容易受凉，这些凉气就聚集在身体里，久而久之，凉气越多，身体就越胖。很多男人的将军肚、脂肪肝就是这么熬出来的。

睡眠是养生的一个重要方面，古人在睡眠上有很多讲究，例如：日出而作，日落而息，讲的就是人要在晚上休息睡眠，这是符合自然规律的。没有睡眠就没有健康，睡眠不足，不但身体消耗得不到补充，而且由于身体精气不足，会造成生物钟紊乱，体内环境失调。

挑灯夜战、废寝忘食的工作往往被视为一种可贵的精神而受到褒奖、赞赏，玩个通宵也是时下许多人追求的时尚。然而，从健康角度讲，熬夜恰恰是在拿健康作赌注，是一种不折不扣的健康冒险。

医学研究发现，经常熬夜的人长期处于应激状态，一昼夜体内各种激素的分泌量较早睡早起的人平均高出 50%，尤其是过多地分泌肾上腺素和去甲肾上腺素，迫使血管收缩。此外，长期熬夜的人更易遭癌症之害，因为癌细胞是在细胞分裂中产生的，而细胞分裂多在睡眠中进行。熬夜使睡眠规律发生紊乱，影响细胞正常分裂，从而导致细胞突变，产生癌细胞。在来找我看病的人当中，绝大部分的人都存在着晚睡和睡眠不足的情况，我让他们每天保证 8 小时睡眠，他们的身体或多或少都得到了改善，甚至有些病症轻的病人，很快就恢复了健康。

熬夜之后，最好的保护措施自然是"把失去的睡眠补回来"。如果做不到，午间的 10 分钟小睡也是十分有用的。此外，打羽毛球，多去户外走动，也是摆脱熬夜后萎靡状态的好办法。

虽然晚睡，但要按时进餐，而且要保证晚餐的营养丰富。鱼类、豆类产品有补脑健脑功能，也应纳入晚餐食谱。熬夜过程中要注意补水，可以喝枸杞大枣茶或菊花茶，既补又有去火功效。

另外，适当吃一些滋补性药品，如六味地黄丸，有不错的调养效果。研究发现，六味地黄丸具有一定的防癌作用，同时对人体免疫功能有明显的双向调节作用，可有效预防疾病和调节亚健康状况。

为了我们的健康，男同胞们还是需要把握好工作和娱乐的度，切忌"熬夜"，更不可长时期"熬夜"。

❧ 健康锦囊 ❧

凌晨 0~1 点是浅眠期，凌晨 1~2 点是排毒期，熬夜到此时就应当进入睡眠了，否则不利于肝脏排毒工作的进行，长期下去，毒素会累积在人体内，离健康就越来越遥远了。

凌晨 2~3 点是休眠期，也是重症病人最易发病的时刻，常有患病者熬夜后在此时死亡，所以熬夜最好不要超过这个时间。

5. 久坐不动、出门坐车不是福

　　39 岁的张先生来找我看病，最近一段时间以来，他觉得自己脾气越来越大，常为一些小事大动肝火，办公室的同事也说他好像变了一个人。妻子则说他在家中越来越懒，干家务活也力不从心，他听了妻子的话总觉得不服气，常常和妻子吵架怄气。听了他人的建议后，李先生找到了我，问我他应该怎么办。在给他做了一系列检查之后，我发现他的问题是男性更年期综合征所致。他一听就懵了，说我还不到四十岁，怎么就更年期了呢？我说，这和你的职业有关。李先生一直从事文案工作，特别坐得住，一工作起来，就坐上十几个小时，除了上厕所基本不动。就是这样的不良习惯，造成他更年期提前。

　　据统计，男性更年期综合征在 40 岁以上的男性中发病率为 10% ~30%。以往的研究表明，男性更年期要比女性更年期晚 3~5 年，大多发生在 55 岁以后。然而，近些年的研究发现，男性更年期已提早 10 年到来，一些男性还出现了早衰现象。这主要与工作压力大，过量吸烟、饮酒，常熬夜，暴饮暴食，人际关系紧张，缺乏运动等密切相关。相关研究显示，长期从事教师、IT 业、文案等职业的男性更容易提前进入更年期，因为他们大多长期处于久坐不动的工作状态。此外，很少锻炼身体者，或以前从事过剧烈的体育运动却突然终止者，也容易提前进入更年期。

　　造成前列腺疾病的一个重要原因是过度神经紧张。长期的学习、工作压力和过度疲劳、焦虑状态是导致神经紧张的关键。久坐是前列腺疾病的又一诱因，一般指每天长坐 6 小时以上者。

　　据媒体报道，办公室一族，还有"开会族"是前列腺炎的高发人群。为什么？问题就出在"久坐"上。久坐时，人体上半身的重量全压在下半身，位于会阴部的前列腺深受"重压"之害，容易导致前列腺血液循环不好，代谢产物堆积，使得前列腺腺管阻塞，腺液排泄不畅，造成前列腺慢性充血，进而引发前列腺炎。

一些因职业需要长期端坐的人群，如办公室上班族、出租车司机、电脑从业人员等都容易诱发前列腺炎。朝九晚五的白领一族，一天坐上 8 个小时甚至更久是常事，久坐加上缺乏体育运动，使气机运行和血液流通受阻，容易造成男性阴部充血，引发前列腺充血、肿胀、发炎。

案例

病人老顾就是一个长途汽车司机，由于每天需要跑长途车，经常一动不动坐十多个小时，久坐导致盆腔血液回流不畅，慢慢出现前列腺慢性充血，最终引发前列腺炎。我叮嘱他一定要多活动，活动能让经络通畅，经络通畅了，前列腺炎也就消失了。

国内外多项研究发现一个现象，久坐办公室的人患结肠癌的风险明显高于经常运动的人和体力劳动者。这是因为长期在办公桌前久坐的人肠道蠕动减弱减慢，粪便中的有害成分包括致癌物，在结肠内滞留并刺激肠黏膜，再加上久坐者腹腔、盆腔、腰骶部血液循环不畅，可导致肠道免疫屏障功能下降，这些都增加了结肠癌的发病危险。所以，有专家把这类因在办公桌前坐出来的结肠癌称之为"办公桌工作癌"。

多运动可以有效预防前列腺炎和结肠癌。运动可以增强全身体质，提高全身抗病能力。同时，由于运动后改善了血液循环系统、呼吸系统功能，全身的血液循环得到改善后，前列腺的血液循环也得到了改善。

提醒广大男士朋友，尤其是那些长期坐着工作的人员，一定要每隔 1 小时左右起来活动一下，伸展一下四肢，做做下蹲、起立等运动，让盆腔血液回流通畅，降低盆腔慢性充血的可能性。

6. 久坐背后的健康隐忧

一个朋友前几个月突发心肌梗死，让人痛心，他是公司骨干，整天工作忙得团团转，整天坐着批改文件，一坐就是一天。以前见面的时候，我就经常提醒他，要注意休息，不能长时间坐着，可是他总说，工作不等人啊，总不肯抽出几分钟时间来活动活动。就是因为长期坐着的原因，他患上了心脏病，甚至因为这个丢了性命，真是不值啊。

外国医生有一句话："你的心脏病是坐出来的。"久坐少动者，血液循环减缓，血液黏稠度增高，心肌收缩乏力，久而久之，动脉硬化、冠心病、脑卒中等都会伴随而来。有资料显示，久坐少动者患冠心病的风险要比经常运动的人或体力劳动者高 4 倍。也有资料表明，35 岁以上的久坐少动者比经常运动者脑梗塞发病率增加 136%，脑出血发病率增加 220%。

有一种叫"经济舱综合征"的病，是一种久坐不动能致人命的病。如果人在狭窄的空间长时间坐着不动，比如乘坐飞机时，腿一直弯曲着，结果会使腿部后侧静脉的血流速度降低，并在小腿深静脉中形成血凝，如血凝块脱落，顺着血流到达肺部，并在肺部形成栓塞即肺栓塞，可能会引起猝死。别以为"经济舱综合征"只袭击坐飞机的人。其实只要保持一个坐姿，腿一直弯曲着，不活动超过 4 个小时，那么，发生深静脉血栓栓塞即"经济舱综合征"的危险将会明显增加。而现在，坐车的人，长时间坐着工作的人，在电脑前一坐就是半天的人，比乘坐飞机的人要多得多，"经济舱综合征"正威胁着更多久坐的人。

长时间坐着不动，人体腹腔承受巨大的压力，腹腔和下身的血液循环受到阻碍，人的整个身体气血运行都会受到牵连。另外，肾经与膀胱经相表里，久坐会压迫膀胱经，造成膀胱经气血运行不畅，膀胱功能失常，从而引发肾功能异常，所谓的"久坐伤肾"就是这个道理。而肾不好就容易腰疼，所以很多久坐的人，肾不好，而且有腰疼的毛病，经常按按肾俞穴就会感觉舒服很多。

久坐者颈肩、腰背持续保持固定姿势，椎间盘和棘间韧带长时间处于一种紧张僵持状态，就会导致颈肩、腰背僵硬，酸胀，疼痛，或俯仰转身困难。特别是坐姿不当（如脊柱持续向前弯曲），还易引发驼背和骨质增生。

祖国医学早就认识到"久坐伤肉"。久坐不动，气血不畅，缺少运动会使肌肉松弛，弹性降低，出现下肢浮肿，倦怠乏力；重者会使肌肉僵硬，感到疼痛麻木，引发肌肉萎缩。回想，你上了一天班，是不是总感觉腰酸、背痛、腿抽筋？

久坐不动，血液循环减缓，则会导致大脑供血不足，伤神损脑，表现为体倦神疲，精神萎靡，哈欠连天。若突然站起，还会出现头晕眼花等症状。久坐、思虑耗血伤阴，若阴虚心火内生，还会引发五心烦热，以及牙痛、咽干、耳鸣、便秘等症状。

久坐缺乏全身运动，会使胃肠蠕动减弱，消化液分泌减少，日久就会出现食欲不振、消化不良以及脘腹饱胀、便秘、痔疮等症状。

久坐不动的生活方式被世界卫生组织定义为"静坐生活方式"，它使心血管疾病、糖尿病、肥胖的发生率成倍增加，并在很大程度上增加了结肠癌、高血压、骨质疏松、抑郁和焦虑的发生率。所以久坐一族一定要避免久坐，避免"受伤"。

❧ 健康锦囊 ❧

久坐的人容易在小肚子上堆积脂肪，一些爱美的男士就喜欢做仰卧起坐来锻炼腹肌。朋友们请注意，久坐的人常做仰卧起坐可能会加深脊柱的变曲。久坐的人锻炼腹肌，最好是仰躺在床上，用四肢撑起身体，尽量抬高臀部，这样能更大限度地拉伸脊柱，能够有效防治脊椎疾病，并且对小肚子的减肥效果也很好。

7. 有病不求医，滥用抗生素

在现实生活中，人们不良的用药习惯容易导致用药剂量过大。主要表现在：第一，单次用药剂量过大。为增强疗效，自行加大服药剂量，导致肝肾功能受损。第二，擅自联合用药。典型的例子就是感冒药的重复使用。第三，擅自延长用药时间。

这些不良的用药习惯和行为都可给患者带来严重的后果。滥用抗生素，会给我们的肝肾带来极大负担。

抗生素一般情况不能被身体完全吸收，但是又参与代谢，因此必须通过肝脏和肾脏去代谢，因为人只有这两个大型的代谢器官。其实在一些时候皮肤也在参与代谢，例如感冒时候出的汗，里面就有很多的药物成分。但是大致来说，抗生素一般是肝代谢或是肾代谢的。代谢时间过长，会导致药物堆积在肝脏或是肾脏，容易对肝肾造成药源性损害。

大部分的药物代谢都是在肝中通过酶的作用进行代谢的，"是药三分毒"，代谢产生的一些有毒物质会损伤肝细胞。肾是人体重要的排泄器官，药物的有毒物质通过肾排出，当然对肾有害。

首先，肝肾功能不全的病人一定要严格掌控用药剂量。肝脏和肾脏是人体两个重要的代谢器官，药物几乎都是经肝脏代谢、由肾脏排泄的，所以肝肾功能不全的患者在就诊时要把这一情况告诉医生，以便医生根据情况调整药物的剂量和种类。

其次，患者要严格掌握用药疗程，不可盲目延长用药时间。人们常错误地认为"抗生素就是保险药"，"使用的时间越长越保险"，其实这是完全错误的。盲目延长抗生素的疗程，一方面增加了菌群失调的危险，同时也加剧了抗生素对肝肾的毒性作用。需要长期用药的患者要注意"科学搭配、定期监测"，不要同时使用对肝肾的毒性有协同作用的药物。

建议抗生素最好不要多吃，如果迫不得已要吃的话，要配合一些护肝药品一起吃，而且要在医生指导下定时去医院检查肝功能。

❧ 健康锦囊 ❧

抗生素对治疗细菌及致病微生物感染起着重要作用，但它在杀灭外来致病菌的同时，会破坏肠道内的微生态平衡，造成"菌群失调"，导致人体出现腹泻等症状，这种现象被称为"抗生素相关性腹泻"。

使用抗生素药物治疗炎症时，最好喝点酸奶，因为它能调节人体肠道内的微生态平衡，还能增加益生菌。每日饮用 500～750ml 酸奶就可以了，饮用过多可能引发代谢障碍。而且，抗生素一定要和喝酸奶的时间错开。

8. 只喝饮料不喝水，瘦子也得脂肪肝

朋友说几乎每次单位体检，身边总会多出几个脂肪肝的同事来，而且等B超检查出来，脂肪肝多数已经到了中度。弄得人心惶惶，他也很害怕自己什么时候也得了脂肪肝怎么办。脂肪肝已经成为了白领最常见的疾病。有人说，脂肪肝不是病，少喝点酒，少吃点油腻的东西自然会好的；也有人知道自己患上脂肪肝之后，非常担心会转化为肝硬化，四处寻医问药。脂肪性肝病已经成为仅次于病毒性肝炎的第二大肝病，已被公认为隐蔽性肝硬化的常见原因。

正常情况下，肝脏的脂肪含量很低，因为肝脏能将脂肪与磷酸及胆碱结合，转变成磷脂，转运到体内其他部位。但是，一旦肝脏这座"化工厂"的运作能力下降，肝脏转变脂肪为磷脂的能力也随之减弱，脂肪不能转移，便在肝脏内积聚，成为"脂肪肝"。如果肝脏代谢能力继续下降，引起脂质、糖分等物质代谢紊乱，高血脂、高血糖、高血压、高尿酸等也会接踵而至。

但是脂肪肝是一种常见的临床现象，而非一种独立的疾病。一般而言，脂肪肝属可逆性疾病，早期诊断并及时治疗常可恢复正常。其临床表现轻者无症状，重者病情凶猛。正常人的肝内总脂肪量，约占肝重的5%，内含磷脂、甘油三酯、脂酸、胆固醇及胆固醇脂。脂肪量占5%～20%为轻度脂肪肝，20%～30%是中度脂肪肝，超过30%为重度脂肪肝。当肝内总脂肪量超过20%时，用B超才能检查出来，被确诊为"脂肪肝"，这已经是中度脂肪肝了。

许多白领都喜欢喝可乐等甜饮料，但欧美诸多国家研究显示，高果糖摄取已成为肝脏健康隐忧。饮料中的果糖在人体内的代谢过程不受磷酸果糖激酶的控制，可以转化为更多合成脂肪需要的甘油。当摄入量大时，果糖就成为合成脂肪的原料。

研究表明，果糖能降低人体内胰岛素的敏感度以及处理脂肪的能力，同时使肝脏的脂肪产生过氧化反应，引发细胞衰亡、肝纤维化等病变。因此，过度摄入甜饮料就很容易成为年轻人脂肪肝元凶。

一般地，成人每日需饮水 2000ml，老年人 1500ml，肥胖者因体内水分比正常人少 15% ~ 20%，故每日饮水量需 2200 ~ 2700ml，平均每 3 小时摄入 300 ~ 500ml；饮用水的最佳选择是白开水、矿泉水、净化水以及清淡的茶水等。

营养过剩型脂肪肝患者，饭前 20 分钟或应酬时饮水，使胃有一定的饱胀感，可降低食欲、减少进食量，有助于减肥。现代人喜欢喝各种各样的饮料，而且人们的选择也异常丰富，最好的饮料其实是最"原始"的白开水，牛奶、豆浆、各种饮料和汤水都不能代替白开水。这些饮料中固然含有大量的水分，但同时也有一定量的蛋白质、糖和盐分，进食过多，会增加人体对水的需要量。咖啡和浓茶更不能代替水，因两者都有利尿作用，多喝有时会引起入不敷出，造成体内缺水。所以白开水是最经济、最健康的饮料，也可选清淡的绿茶、菊花茶等。

对于肥胖性脂肪肝病人来说，每日摄入适量的水有助于肾脏功能的正常发挥及减轻体重，促进肝内脂肪代谢。我建议每日饮水量在 2000ml 左右。但也不要一次饮得过多，以免给消化道和肾脏造成负担。饮用水的最佳选择是白开水、矿泉水以及清淡的绿茶、菊花茶等，切不可以各种饮料、牛奶、咖啡代替。

碳水化合物主要由粮谷类供给。除蔬菜、水果所含天然碳水化合物外，尽量不要使用精制糖类、蜂蜜、果汁、果酱、蜜饯等甜食和甜点心。因为糖类摄入过多可增加胰岛素分泌，促使糖转化为脂肪，不利于脂肪肝的恢复。脂肪肝是可以预防的，其中最简单的方法就是一个：多喝水，少喝饮料和酒。

❧ 健康锦囊 ❧

脂肪肝分为三种，一种是糖尿病型脂肪肝，要注意糖分的摄入。一种是高血脂症型脂肪肝，这类患者的饮食应注意控制脂肪和胆固醇的摄入。第三类是肥胖型脂肪肝，这类占脂肪肝的绝大多数，节食和运动减肥是治疗肥胖型脂肪肝最有效的办法。

9."补肾"补出肾脏病

壮阳药不能乱吃，很多男性都乱吃壮阳药，但是结果没有达到补肾的目的，反而把自己弄得更虚了。一个病人来找我，很不好意思地给我讲述了他的病症。他听说吃某某药能壮阳就买来吃，结果壮阳的效果没见到，却发现身体不舒服，到医院一检查，得了肾脏病。

肾虚分肾阴虚和肾阳虚，补肾要根据肾阳虚和肾阴虚对症下药，如果用反了，比如肾阴虚的病人吃了补肾阳虚的药，就会症状加重，表现为周身发热、头昏脑涨、耳痛咽肿等。其实，补肾学问远不止这些。

中医理论认为：肾为先天之本，是人体生殖系统发育的根源，脏腑机能活动的原动力。在中医理论中，肾并不是一个有形的脏器，而是肾脏及与其相关的一系列功能活动的总称，如人的精神、骨骼、头发、牙齿等的病理变化都可能与肾有密切关系。

现代人由于生活水平的提高，出门有车，上班又坐得多活动少，很容易出现全身脏器功能衰退，肾虚则是其中的一种。而老年人肾虚是机体衰老引起的不可抗拒的生理过程，叫生理性肾虚；中年人出现肾虚症状是一种未老先衰，属病理性肾虚。所谓人未老脚先衰，也是肾虚的表现。

现代人为防止未老先衰，首先应当加强身体锻炼，其次才是药物滋补。如果不是极度虚弱的人群，补肾应以平和为主，而且要因时、因人、因地而异，根据不同的季节、体质和气候选择不同的补肾方法，最好在医生的指导下进行，而不是滥用"补肾"药物。

走在大街上，只要稍微留意一下，便可见大大小小的壮阳补肾的宣传页，许多地方电视台也到处播放壮阳广告。许多人觉得这种病丢人，宁愿相信广告，也不愿意去正规医院进行治疗，结果导致肾功能损害，引发肾衰竭。

小武是一家小型企业的业务员，由于整天忙于各种场合的应酬，最近觉得自己的性功能不如以前了，但又觉得很丢人，不愿意去医院检查治疗。他在几本杂志上看到一些关于壮阳药的介绍，就自己买了些偷偷地服用，没过几天觉得能力真的增强了，就又买了几盒，继续服用，可没过几天，竟然出现腹痛、呕吐的症状。小武这才慌了神，赶紧到医院检查，结果令小武大吃一惊，自己竟然患上了急性肾衰竭。

许多壮阳药会造成阳痿、早泄、前列腺炎等，造成器质性变化，导致患者终身阳痿，同时造成肝肾损伤、引发肾衰竭。所以提醒广大男性同志，一定要慎重选择，如果怀疑自己有性功能方面的问题，不要觉得丢人，因为这都是很正常的事情，一定要到正规的医院进行治疗，以免乱服壮阳药，导致肾衰竭的发生。

在现实生活中，许多人认为肾脏有病就是因为"肾虚"，所以许多病人和家属一听到肾有了病，便急忙购买一些补肾强肾的保健品，还有的人认为吃什么补什么，就经常吃动物肾脏来补肾。

其实肾脏病与肾虚是两个概念，中医的"肾"指的是一个脏象系统的概念，而西医中"肾"和胃、肝一样，仅仅是人体脏器之一，两者不能混为一谈。许多非肾脏疾病也可划入中医的肾虚，而许多中医肾虚的患者并没有慢性肾脏疾病。对肾脏病与肾虚的错误认识，反映出公众对肾脏疾病防治知识的缺乏。

由于存在认识上的误区，加之某些不良广告宣传的误导，导致目前"补肾"中草药的滥用，不仅对防治肾脏病没有益处，加大了肾脏病患者的医疗花费，还会引起药物性肾损害发病率的上升，已经成为我国慢性肾脏病的一个重要病因。而胡乱吃动物肾脏，不但于肾无补，反而容易引发高尿酸血症和肾结石。这些都需要引起社会公众的重视和警惕。

没有必要刻意去补肾，平时养成健康的生活方式最重要。如果真正有了肾脏病，靠补肾的保健品是没有作用的，被确诊的肾脏病患者，应在专科医生指导下科学治疗。目前肾脏病还是一种很难完全治愈的疾病，患者应把钱用在规范治疗上，否则乱补乱治，白白浪费金钱，等病情严重后送到医院时，许多人却因无钱而放弃治疗。而对那些怀疑有性功能障碍的人，应先接受正规的男科检查，不要把肾虚与性功能障碍画等号，以免治病不成反添病，后悔莫及。

我遇到不少盲目服用保健品而导致不良反应的患者，有位病人吃鹿茸壮阳，结果流鼻血不止；还有人服用"益肾大补丸"后头痛心慌，萎靡不振。

❧❧ 健康锦囊 ❧❧

盲目壮阳补精是不可取的，尤其是那些单纯扩张血管的"壮阳"药，严重的可使血管短时间内极度扩张，甚至破裂。长期服用单纯性血管扩张药物壮阳者，还可出现阴茎坏死。

正确的壮阳方法应该是着眼于恢复身心的全面平衡，在中医里，这叫补足阳气。如果男性疲劳过度，就要好好休息；抽烟喝酒太凶，就要赶快戒除；精神负担太重，就要赶快调整心理状态。与此同时，也可适当地请有经验的中医开些药物，将身体整体调理好了，不仅壮阳的目的达到了，人的整体血气也充足了。

第四章 神奇经络，强肝益肾的大药

经络通，气血顺，身体就好；肝经、肾经通畅，则肝肾功能就强大。找准穴位，举手之劳，即可增强男人的肝肾活力。

1. 肾经：让男人血气充足，肾精充盈

　　足少阴肾经是人体十二经脉之一，简称肾经。其循行部位起于足小趾下，斜行于足心（涌泉穴），出行于舟骨粗隆之下，沿内踝后缘，分出进入足跟，向上沿小腿内侧后缘，至腘内侧，上股内侧后缘入脊内（长强穴），穿过脊柱，属肾，络膀胱。本经脉直行于腹腔内，从肾上行，穿过肝和膈肌，进入肺，沿喉咙，到舌根两旁。本经脉一分支从肺中分出，络心，注于胸中，交于手厥阴心包经。

　　肾为先天之本，肾主骨，治疗人体骨骼方面的疾病。肾开窍于耳，肾之府为腰。

　　肾经的各个穴位对人有很重要的作用，比如涌泉穴就是人的一个保健大穴。涌泉穴位于脚底前掌凹陷处，每晚按摩100次可引血下行，而且可调节高血压。体质虚寒的人可用艾灸的方法，肾火旺、肾阴不足的人，可多揉涌泉穴。

　　太溪穴位于脚内踝后侧，贴着内踝，是肾经的原穴，补肾的大穴。拔罐、按摩都行，什么体质都可以按。对人体非常有补益作用。

　　大钟穴位于太溪穴下面一点，是肾经的络穴。大钟穴能治疗慢性疾患，本脏以外，循经走向联络到的其他经上的问题都可治疗，可治咽喉痛、失音症。

　　复溜穴紧挨着大溪穴，能治疗瘀血症，防止静脉曲张。揉复溜穴可帮助伤口愈合；还能滋肾阴，治疗干咳、哮喘。

　　阴谷穴紧挨着委中，是肾经合穴，按摩该穴能治脏腑及肾经的疾病，能通膀胱，利尿，治疗男士的阴囊湿疹。

　　俞府穴位于锁骨下缘，前正中线旁开三指，主调肾经气血。咳嗽、气喘，按摩俞府穴可得到缓解。

经常按揉肾经能够提升人体能量，使血气充足，肾精充盈，人看起来就更健康。

✧ 健康锦囊 ✧

朋友们要注意了，在进行穴位按摩时，要定位准确，轻重、缓急根据个人情况而定。通常情况下，要按摩至局部发红、发热为止。身体较弱，或者无法容忍疼痛者，必须减小力度，或者减少时间。对于严重的心脏病及肾病患者，穴位按摩更要缓慢、柔和地进行。按摩肾经时，身体的毒素会加速排出，这时及时补充适当的水分，将有助于毒素排出，更有利于健康。

2. 太溪穴：补肾回阳、修复先天之本

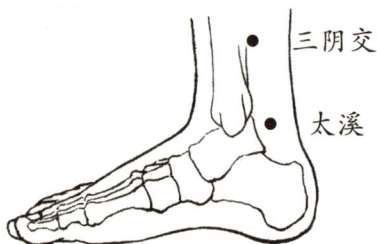

太溪，是足少阴肾经的输穴和原穴，输穴就是本经经气汇聚之地，是古代医籍中记述的"回阳九穴"之一，具有明显提高肾功能的作用。原穴就是肾脏的元气居住的地方，肾经的原发力、原动力都在这里。太溪穴合二为一，所以太溪穴处肾经的经气最旺。它具有滋肾阴、补肾气、壮肾阳、理胞宫的功能，也就是说，对于生殖系统、肾阴不足诸症、腰痛和下肢功能不利的疾病，太溪穴都能治。

《会元针灸学》中有这样的记载："太溪者，山之谷通于溪，溪通于川。肾藏志而喜静，出太深之溪，以养其大志，故名太溪。"太，大也。溪，溪流也。太溪就是大的溪流，也就是说，肾经水液在此形成较大的溪水。从这个释名可以看出，此穴可以源源不断滋养人体的肾脏之水，与肾脏的健康息息相关。

太溪穴处肾经的经气最旺，具有明显地提高肾功能的作用。所以说，要想滋阴补肾、修复先天之本，就必须激活肾经。而要激活肾经，就要从太溪穴着手，也就是从源头开始，太溪穴就是肾经的源头。通过按这个穴位，让它的经气再撞击、联络别的穴位，最后把整条肾经都打通，正所谓"牵一发而动全身"，最后，你就会发现整个身心在不知不觉中都改善了。

太溪穴如此重要，它到底在什么位置呢？太溪穴很好找，它位于足内侧，内踝后方与脚跟骨筋腱之间的凹陷处，用手指按揉有微微的胀痛感。

一个朋友说他经常足跟痛，这就是肾虚。我教他多揉太溪穴，过了一段时间，

他的足跟痛果然减轻了很多。只要太溪穴被激活了，新鲜血液就会把瘀血冲散并吸收，然后再排出体外。身体其他地方疼，如果有瘀血，也可以按揉太溪穴。因为瘀血停在那里不动了，造成局部不通，不通则痛，这时候你就要把好血引过去，把瘀血冲散，自然就不痛了。揉太溪穴的一大作用就是帮助冲散瘀血。

有个病人经常咽干，喝水也不管用，唾液很少，这是肾阴不足。揉太溪穴就能补足肾阴。可以一边按揉一边做吞咽动作，这样效果会更好。

手脚怕冷或发凉的人，可以在睡前按摩太溪穴，慢慢会感觉到暖和的。

如果家里有高血压、肾炎病人，也可以经常给他们按揉太溪穴，可使血压有一定程度的降低，而且对控制尿蛋白有一定的疗效。

太溪穴不但是肾经上的大穴，而且还是全身的大补穴。众所周知，足三里穴是人体的第一长寿穴，它是胃经上的合穴，偏重于补后天，而太溪穴偏重于补先天。所以，要补肾回阳、修复先天之本，就得从太溪穴开始。

❧ 健康锦囊 ❧

太溪主要用来补阴，所以不要用灸，因为灸是热性刺激，容易伤阴，最好是按揉太溪穴。一年四季都可以按揉太溪，而且应该根据季节变化来变化按揉的时间。春秋季节天气干燥的时候，按揉的时间应该长一些，因为燥易伤阴，多揉太溪，既可补阴，又可防燥伤阴；夏季可以时间短一些，因为夏季湿气比较重，按揉时间过长，会助长体内的阴气。冬季折中一些，每天每穴按揉5分钟即可。无论什么季节，最好在晚上9～11点按揉，这时身体的阴气较旺，是调阴的好时机。

3. 照海穴：滋肾清热、强肾降火

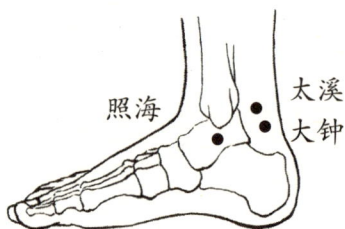

照海穴是足少阴肾经上的重要穴位，也是八脉要穴之一，它位于人体的足内侧，内踝尖下方凹陷处；通阴跷脉，具有滋肾清热、通调三焦的功能。

照海最早见于《针灸甲乙经》。照即照耀；海，大水之意。照海就是指肾经经水在此大量蒸发。该穴不但能缓解胸闷、嗓子干痛、声音嘶哑、慢性咽炎等症状，还对肩周炎、失眠有辅助治疗作用。

找照海穴有个简便易行的方法，你可以坐在床上，把两只脚心对齐，在内踝下有一个小坑，用力往下摁，感觉到酸胀，这就是照海穴了。

经常用嗓子工作的人，如果感觉嗓子不舒服，可以用手揉摁照海穴来调治。睡前揉几分钟照海穴，不仅可以滋阴降火、补肾益气，而且还可以让你舒舒服服地睡个好觉，经常失眠的人可以多按揉照海。

案例

一次和朋友们吃饭的时候，一位做教师的朋友抱怨说，每天要讲好几节课，咽喉干痛，嗓子也哑了，声音小，座位后排的同学都有意见了。我了解了他的情况，就教他怎么去找照海穴，而且告诉他，要用力按，按的时候不能说话，等感觉到有津液分泌的时候一定要把它咽下去，否则就不灵了。后来他告诉我这个方法非常管用，他一直在用这个方法保护嗓子。

其实，凡是经常用嗓子工作的人，除可经常按摩照海穴之外，还有一个小偏方，就是每天用金环石斛 10 克泡水喝，长期坚持服用，可有效保护嗓子。

照海穴有这么神奇的效果，这是为什么呢？这是因为照海穴在奇经八脉中属阴跷，与足少阴肾经交会，既能补益又能清热。孙思邈在《千金要方》里称此穴为"漏阴"，就是说如果这个穴位出了问题，人的肾水减少了，就会造成肾阴亏虚，引起虚火上升。因此嗓子不舒服、胸口发闷、慢性咽炎等，都可以按揉这个穴位，滋肾清热，一切上火症状都会缓解。

按揉照海穴不仅能治疗嗓子干痛，还能治肩周炎。方法也很简单：坐在床上，屈膝，脚底平踏在床面，自己用双手拇指分别揉摁两侧内踝下的照海穴 2 分钟，刺激量以产生酸胀的感觉为宜，每天坚持按揉 1~3 次。

此外，如果你有失眠证，也可以借助照海穴来缓解。睡前揉几分钟照海穴，不仅可以滋阴降火、补肾益气，而且还可以让你舒舒服服地睡个好觉，不信你就试试看。

健康锦囊

有一点要特别注意，在按揉照海穴的时候，要闭紧嘴巴，不能说话，如果感觉到嘴里有唾液了，也一定要将唾液咽到肚子里去。因为唾为肾之液，唾液也有滋补肾精的作用。肾精充足了，人也就自然健康，精力充沛了。

4. 膀胱经：最大排毒通道

膀胱经主一身之表，是人一身之藩篱，一身之太阳，六淫致病首先伤及太阳膀胱经，所以膀胱经是人体卫外的屏障。膀胱经是人体内最大的排毒通道，督脉左右旁开 1.5 ~ 3 寸为膀胱经。

膀胱经有晴明、肺俞、厥阴俞、心俞、厥阴俞、肾俞、委中等穴，各个穴位都有不同的养生保健作用。

经常按揉晴明穴可以使眼睛明亮，消除眼疲劳。

厥阴俞能够治疗胸闷，预防心梗、心绞痛、冠心病，宜多按揉。

肾俞是治疗腰痛的要穴。如果感觉到腰痛，就经常按揉此穴，可以减轻疼痛。

委中在人体的腘横纹中点，用大拇指点按。委中穴能治疗腰背酸痛、腰肌劳损。

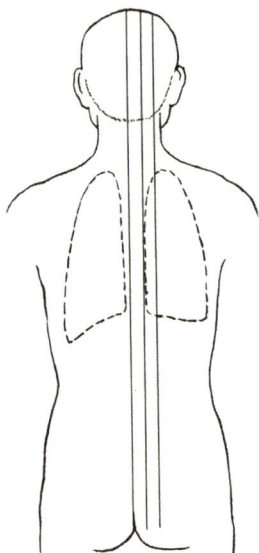

承山在腿肚子边沿的位置，可治疗腰腿痛、痔疾。

飞扬在承山穴往外旁开三指再往下两指，治疗慢性腰痛。

昆仑穴位于外踝后侧的凹陷处，经常按揉可以降低血压，增强大肠的蠕动，治疗便秘，对治疗腰痛也有很好的效果。

申脉在外踝边沿，治疗胯骨两侧腰痛，效果显著。

金门是治疗急性腰扭伤和急性头痛的要穴。

至阴在小脚趾外侧指甲旁，艾灸可转胎。

膀胱经的各个穴位都是宝，所以养身健体一定不要忘了经常按揉膀胱经。

∽ 健康锦囊 ∽

　　肾俞是膀胱经上的要穴，肾脏的精气通过肾俞灌注于背部，刺激肾俞就等于直接把肾所需要的物资运输给了肾。肾阳最需要的是温补，而最好的方法就是艾灸，这样等于直接给肾加热。除艾灸肾俞可以补足肾阳外，还有一个不受时间、地点限制且简便的方法，就是两手快速搓热，然后掌心立刻贴于肾俞，每次重复3~5遍。

5.后溪穴：振奋男人一身阳气

二十年前，颈椎病是四十岁以上人群的专利，但现在不同了，二三十岁的颈椎病患者到处都是，我甚至见过患上了颈椎病的小学生！

为什么现代人得颈椎病的这么多，而且得病时间越来越提前了呢？原因很简单，都是因为伏案久了，压力又变大了，自己又不懂得怎么调理，所以颈椎病提前光临了。更糟糕的是，长期伏案的白领、文字工作者，老早就腰也弯了，背也驼了，眼睛也花了，脾气也糟了，未老先衰，没有足够的阳刚之气。这是当今多数人面临的一个严重的问题。

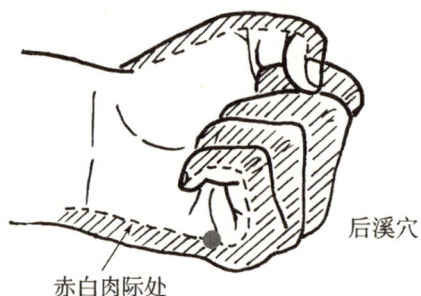

后溪穴

赤白肉际处

以上这一系列问题，都出于同一原因，就是阳气不足。其实通过一个穴位，就可以基本解决阳气虚的问题，这个穴就是后溪。

后溪是小肠经上的穴，把手握拳，掌指关节后横纹的尽头就是该穴。这个穴是奇经八脉的交会穴，通督脉，能泻心火，壮阳气，调颈椎，利眼目，正脊柱。临床上，颈椎出问题了，腰椎出问题了，眼睛出问题了，都要用到这个穴，效果明显。它可以调整长期伏案，或在电脑前学习、工作对身体带来的不利影响，只要坚持，百用百灵。

操作非常简单，而且容易坚持。坐在桌子旁，将双手后溪穴的部位放在桌子沿上，用腕关节带动双手，轻松地来回滚动，即可达到刺激穴位的效果。

当我们坐在电脑旁阅读文件的时候，多数人一手不离鼠标，另一手放在键盘上，保持这个姿势不动，人都变僵了。这时，不妨灵活一点，把手解放出来，将双手的后溪穴抵在桌沿或键盘上，来回滚动，每次 3 ~ 5 分钟，每小时刺激1 次就足够了。这个方法毫不耽误时间，因为做的时候，眼睛该看什么还可以看什么。

这样坚持一天下来，腰不会酸，脖子不会累，眼睛疲劳会有很大程度上的缓解。每天坚持这么做下去，腰椎、颈椎会轻松挺直，同时，你会发现眼睛也比以前好使了。

凡是到我这里来看颈椎病、腰椎病的人，我都建议他们这样按摩后溪穴。很多病人反映，这样做比去按摩院按摩颈椎、腰椎要管用得多。有位三十岁的白领对我说："本以为骨骼已经定型，要终生驼背的，但最近感觉背明显比以前直了。"我说，当然，年轻人驼背不是因为骨骼定型，脊柱是一节一节的，是活动的，怎么可能随便定型呢？关键是你背上气机不畅，经脉阻滞，才出现驼背的迹象，一旦这个气机通畅了，你的背自然就直起来了。

我还要特别把这个方法介绍给正在读书的小孩子。现在的孩子压力很大，从小学到高中，小小年纪就承受这么沉重的学习压力，我们可不希望他们一辈子戴上近视眼镜，更不能让他们在沉重的压力下失去朝气，成为小驼背。作为一个教人养生治病的医生，这是我能做到的。

❧❧ 健康锦囊 ❧❧

按摩后溪穴还可以治落枕。你可以用食指指尖按压患侧后溪穴，给予强刺激，同时轻转颈部，直至症状完全消失。

6. 足三里：补益气血，扶正培元

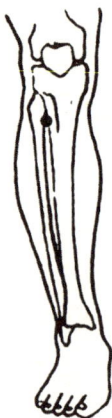

足三里穴

《云锦随笔》记载了这样一个故事：日本德川幕府时代，江户的永代桥建成剪彩时，邀请年龄最长者，名叫满兵卫的174岁老人过河，他妻子173岁，儿子153岁，孙子105岁。问他们一家怎么这样长寿，满兵卫老人答道：祖传每月初八天，连续灸足三里，仅此而已。人们不禁要问：足三里穴真有如此神奇的功效吗？故事的真实性我们无法考证，不过足三里穴的功用确实是十分广泛的。

足三里是胃经上的一个重要穴位，在小腿前外侧，膝下约3寸（同身寸），距胫骨前缘一横指（中指）处。之所以称它"足三里"，一是因为此穴位于膝下3寸；二是因为此穴统治腹部上、中、下三部诸症，"里"字含宽广之意，古代"井田制"九百亩为一方里，故以"足三里"寓其治病范围广泛。

在五行学说中，胃属土，胃经上的足三里是土经中的土穴，尤善健脾和胃。凡胃肠道疾病，不论虚实寒热之证，都可针灸足三里调治。中医认为，脾胃为后天之本，气血生化之源，五脏六腑赖之充养。所以，调补脾胃重穴足三里可以补益气血，扶正培元，达到保健防病、强身健体的目的。

"灸足三里，得长寿。"这个养生秘诀由来已久，为古往今来的中医养生大家所珍视。足三里位于膝关节髌骨下，髌骨韧带外侧凹陷中，即外膝眼直下四横指处。常按足三里，具有调理脾胃、补中益气、通经活络、疏风化湿、扶正祛邪之功。足三里穴是人体最重要的治病穴道之一，对于亚健康人群而言，也是一个非常好的医疗和保健穴位。

民间一直有"常按足三里，胜吃老母鸡"的说法。取穴时，我们把腿屈曲，将自己的右手掌心盖住自己的右侧膝盖骨，五指并拢朝下，中指指腹所触部位即是足三里；左侧也是一样，就是换成左手而已。足三里穴也因距离膝盖下三寸而得名。如果找不准穴位也不要紧，中医有"离穴不离经"之说，只要加大面积，把那一块地方都按到，按到特别酸胀之处，效果最好。

灸足三里能增强体力，解除疲劳，预防衰老，对结核病、伤风感冒、高血压、低血压、动脉血管硬化、冠心病、心绞痛、风心病、肺心病、脑溢血后遗症等病症都有防治作用。

我常常对足三里进行针灸，用以保健强身，而且常常把这个方法告诉身边的人，让大家和我一起享受灸足三里穴的好处。

足三里保健法　一般人每天用大拇指或中指按压足三里穴1次，每次每穴按压5～10分钟（每次按压使足三里穴有针刺一样的酸胀、发热的感觉）；有条件者可每周艾灸足三里穴1～2次，每次灸15～20分钟，如此坚持2~3个月，不仅能使胃肠功能得到改善，还能调节机体免疫力，增强抗病能力。

中医针灸歌诀云"若要安，三里常不干"，意思是说，若要使身体安康强健，就得经常灸足三里穴。在人身360个穴位中，具有保健养生作用者首推足三里，此穴有健脾和胃、扶正祛邪、祛病延年之功效。国外医学界也将此穴称为"保健穴""长寿穴"，经常按压足三里穴能调节胃液分泌，增强消化系统功能，并能提高人体的免疫功能，延缓衰老。

也可以在临睡前取仰卧姿势，或先将左足的外踝，压在右小腿的足三里穴上进行按摩。每次约按压10分钟，穴位处往往会产生酸胀、重麻感。如果胃部不舒服，发胀或疼痛，按压足三里穴后即可缓解。

　　捶足三里也有疗效，用两手小指的指关节头（拳心向上）捶足三里，捶时胫骨前肌有明显的酸胀感，对防治肠胃病、伤风感冒有良好的作用。以上方法，可任择一法，或交替进行。

❧ 健康锦囊 ❧

　　按揉足三里时可以稍稍用力，要让穴位处有酸胀的感觉为宜。

　　用艾条温灸足三里后半小时内不要用冷水洗手或洗脸。还要注意，饭后1小时内不适合温灸。

7. 按摩涌泉穴，补肾见奇效

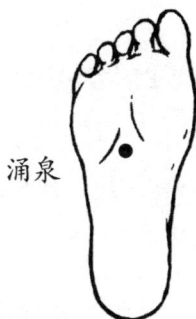

涌泉穴是肾经的关键穴位，与人的生命息息相关，经常按摩它能够补肾明目，颐养五脏六腑。

涌泉穴位于足底，在足掌的前三分之一处，屈趾时凹陷处，是肾经的第一大穴。

中医认为，肾是主管生长发育和生殖的重要脏器，肾精充足就能发育良好，耳聪目明，头脑清醒，思维敏捷，头发乌亮，生殖功能正常。反之，若肾虚精少，则记忆力减退，腰膝酸软，行走艰难，性能力低下，未老先衰。因此，经常按摩这个穴位，能激活肾气，引导肾脏虚火及上身浊气下降，具有补肾、舒肝、明目的作用；可以防治老年性哮喘、腰腿酸软无力、失眠多梦、神经衰弱、头晕、头痛、高血压、耳聋、耳鸣、大便秘结等50余种疾病。

涌泉，顾名思义就是水如泉涌。水是生物体进行生命活动的重要物质，水有浇灌、滋润之能。现代人体科学研究表明，人体穴位的分布结构独特，功用玄妙。人体肩上有一"肩井"穴，与足底涌泉穴上下呼应，从"井"上可俯视到"泉水"。有水则能生气，涌泉如山环水抱中的水抱之源，维护着人体的生命活动。

下面是涌泉穴的保健方法：睡前端坐，用手掌来回搓摩涌泉及足底部位，要满面搓，以感觉发烫发热为度。搓毕，再用大拇指指腹点按涌泉，以感觉酸痛为度，两脚互换。末了，再用手指点按两个"肩井"穴（位于肩上，前直乳中，当大椎与肩峰端连线的中点，即乳头正上方与肩线交接处）。

口腔溃疡时，将吴茱萸粉碎以后用醋调成糊状，贴在涌泉穴上，外面再用胶布固定，调治口腔溃疡效果很好。

涌泉穴调理高血压

如果艾灸，每天至少灸1次涌泉，每次10~15分钟，灸完后喝点温开水。如果是穴位贴敷，就要买些中药，打成细粉，然后用鸡蛋清调成糊状，每天睡觉前贴敷在此穴位上，两侧的穴位交替使用。常用的药物有桃仁、杏仁、栀子、胡椒。

中指屈曲，用指间关节或者牙签、圆珠笔之类点按涌泉穴，每次20分钟，坚持1周，可防治呼吸道疾患。

每天睡前热水泡脚，同时按揉涌泉穴，对人体阳气的生发和防病，都有很大的好处。所以广大男士朋友们最好每天坚持泡脚加按揉涌泉穴。

❀❀ 健康锦囊 ❀❀

按摩涌泉穴时，唾液会源源不断地涌出，此时一口一口将唾液慢慢咽下，对身体大有好处。

8.男人累了，揉揉耳廓，疲劳一扫光

生物机体有类似于激光照片的"全息"规律。人体的每一相对独立部分，都蕴藏着整体的全部信息，例如耳、鼻、面、手、足等人体小分支，实际是整个人体的缩影。也就是说，如果对耳朵进行一次按摩，就等于对全身进行一次按摩。又由于耳廓外侧所对应的正是人体的脊柱部位，它是全身神经的总干线，因此经常按摩耳廓就等于经常按摩脊柱，能让人体神经系统经常处于一种"奋进"的状态，从而起到增强自身免疫力的功效。

上班族身心压力大，经常头疼脑热、腰酸背痛。不妨在工作间隙或上下班途中，将耳朵揉一揉、拉一拉，不仅可以减轻身体不适症状，还能使人神清气爽、精神振奋。

按摩耳廓 　　首先，排除一切杂念，放松身体，两手拇指与食指分别握住左右两只耳朵，沿耳轮自上而下滑拉，直到耳朵产生暖热的感觉为止。以掌心前后摩擦耳廓正反面，每次按摩 2~3 分钟，每天 2~3 次。

然后用拇指、食指上下摩擦耳轮部十余次，对于缓解上班族常见的颈、肩、腰、腿痛，以及头痛、头晕很有效果。

摩擦完毕，该上下提拉耳朵了。用拇指、食指先向上提拉耳尖十余次，此法有镇静、止痛、退热、清脑的功效。再用拇指、食指夹捏耳垂部，向下、向外揪拉，并摩擦耳垂十余次，可防治头晕、眼花、近视、耳鸣、痤疮、黄褐斑等症。

最后，再用食指指腹自耳部三角窝开始摩擦耳甲庭、耳甲腔各十余次，使之发热，这一手法对内脏有很好的保健作用。

　　既然按摩耳朵有这么多好处，现在就开始揉揉耳朵吧。

❧ 健康锦囊 ❧

　　揉耳朵能促进耳部血液循环。自立冬始，每天揉耳朵一千下，同时，每天用蒸熟的萝卜片反复擦耳朵，这样坚持一个冬天，可保耳朵不长冻疮。耳朵经常长冻疮的男性朋友可以试一试。

9. 每天三分钟，简便易行的强肾小招数

现代人的生活紧张忙碌，很多人因为忙于事业而没有足够的时间和精力去参加全身性体育运动，长期不运动，必会给身体健康带来隐患。这类人可练练缩肛运动。

缩肛就是有规律地收缩肛门，这项运动不需要很长时间，但功效却很显著，用"经济实惠"这个词来形容一点也不过分。

对男性来说，有规律地收缩肛门，是对前列腺有效、温柔的按摩，可以促进会阴部的静脉血回流，使前列腺充血减轻、炎症消退，对于预防和辅助治疗前列腺疾病有很大的帮助。这一方法还可以有效防止肛周静脉淤血，增强肛门部位抵抗疾病的能力，对中老年人易患的痔疮、肛裂、脱肛、便秘、慢性结肠炎等均有较好的防治效果。

还有一些中老年人一打喷嚏就会出现漏尿的情形，但练习一段时间缩肛运动之后，打喷嚏就再也不会出现漏尿了。

说了这么多缩肛的好处，缩肛运动到底怎么做呢？很简单，每天晚上临睡前以及早晨起床时，躺在床上各缩肛 50 次；大小便之后，紧接着缩肛 10 次；重体力活时要注意缩肛；性生活之后缩肛 10 次，效果更佳。但要注意，缩肛时必须要用力，练完后最好能排尿 1 次。

缩肛运动不受时间、场地限制，一提一松，算为 1 次。练习时，站立、蹲位、躺卧均可进行，坐车、行走、劳动时也可以做。所以建议中老年男士每天都练一练。

下面我教大家一套强肾健身操。

端坐，两腿自然分开，与肩同宽，双手屈肘侧举，手指伸向上，与两耳平。然后双手上举，以肋部感觉有所牵动为度，随后复原。可连续做 3 ~ 5 次为 1 遍，

每日可酌情做3~5遍。做动作前，全身宜放松。双手上举时吸气，复原时呼气，且力量不宜过大过猛。该动作可活动筋骨、畅达经脉，同时使气归于丹田，对年老、体弱、气短者有所助益。

端坐，左臂屈肘放两腿上，右臂屈肘，手掌向上，做抛物动作3~5遍。做抛物动作时，手向上空抛，动作可略快，手上抛时吸气，复原时呼气。功效同上。

端坐，两腿自然下垂，先缓缓地左右转动身体3~5次。然后两脚向前摆动10余次，可根据个人体力酌情增减。做动作时全身放松，动作要自然、缓和，转动身体时，躯干要保持正直，不宜俯仰。此动作可活动腰膝，益肾强腰。

端坐，松开腰带，宽衣，将双手搓热，置于腰间，上下摩擦，直至腰部感觉发热为止。此法可温肾健腰，腰部有督脉之命门穴，以及足太阳膀胱经之肾俞、气海俞、大肠俞等穴，搓后感觉全身发热，具有温肾强腰、舒筋活血等作用。

双脚并拢，两手交叉上举过头，然后弯腰，双手触地，继而下蹲，双手抱膝，默念"吹"。如此连续做10余遍。

常练上述功法，有补肾、固精、壮腰膝、通经络的作用。

健康锦囊

从事久坐久立工作的人，全身运动的机会较少，缩肛运动不受时间、地点的限制，所以更适合成为久坐久立人群的锻炼方式。而且久坐久立容易使血液循环不畅，更容易患上痔疮等病，缩肛运动能有效预防和治疗痔疮。所以，缩肛运动不仅仅是强肾的好招数，也是强身的好招数。

10．睡前泡脚擦脚心，足底按摩最养肾

中医认为"痛则不通，不通则痛"，按摩足部反射区可以起到疏通经络的作用。

从中医的观点来看，五脏六腑在脚上都有相对应的穴位。脚不仅是足三阴经的起始点，还是足三阳经的终止处，这条经脉之根分别位于脚上的6个穴位中。仅脚踝以下就有33个穴位，左右共66穴，它们分别对应着人体的五脏六腑，占全身穴位的10%。经常泡脚可刺激脚部的太冲、隐白、太溪、涌泉等穴，以及踝关节以下各穴位，从而起到滋补元气、壮腰强筋、调理脏腑、疏通经络、促进新陈代谢，以及延缓衰老的作用；同时可以防治脏腑功能紊乱、消化不良、便秘、脱发、耳鸣耳聋、头昏眼花、牙齿松动、失眠、关节麻木等症状。

有位朋友的父亲已是92岁高寿，依然双目明亮、思维清晰。老人一生风风雨雨，历尽艰难辛劳，但何以年迈却体健？据朋友介绍，老人除了自己心态平和、饮食均衡外，30余年坚持不懈泡脚，是个重要原因。

我还听过一个故事，一位老人活到一百多岁，临终写了一个长寿秘方交给儿子，儿子打开一看，只有一句话："头冷脚暖。"这位老人冬天从不戴帽子，一年四季天天用热水泡脚。

为什么泡脚有如此之神效呢？中国人有个说法叫"热水泡脚，赛吃人参"。我国传统中医也早有"春天洗脚，开阳固脱；夏天洗脚，暑湿可祛；秋天洗脚，肺润肠濡；冬天洗脚，丹田热灼"的记载。

热水泡脚有讲究，最佳方法是：先取适量水倒于脚盆中，水温因人而异，以脚感温热为准；水深以水刚覆脚面为宜，先将双脚在盆水中浸泡5~10分钟，然后用手或毛巾反复搓揉足背、足心、足趾。为增强效果，可有意识地搓揉一

些穴位，如位于足心的涌泉穴等；必要时，还可用手或毛巾上下反复搓揉小腿，直到腿上皮肤发红发热为止；为维持水温，需边搓洗边加热水，最后水可加到足踝以上；洗完后，用干毛巾反复搓揉干净。实践表明，晚上临睡前泡脚的养生效果最佳，每次以 20～30 分钟为宜。泡脚完毕后最好在半小时内上床睡觉，这样才有利于阳气的生发。

这样泡脚才健康

一是控制好泡脚的时间。老年人、体质虚弱者、心脑血管病患者、糖尿病患者，泡脚时间不宜过长，以 15～30 分钟为宜。

二是水温不宜过高，以 40℃左右，感觉热而不烫为宜。水温太高，双脚血管会过度扩张，人体血液将更多地流向下肢，容易引起心、脑、肾等重要器官供血不足，对健康不利。若泡脚时出现胸闷、头晕等不适，应暂停泡脚，尽快上床休息。糖尿病患者易并发周围神经病变，末梢神经感觉迟钝，若水温过高，有时会因感觉麻木而被烫伤。

三是饭后半小时内不宜泡脚。吃完饭后，体内大部分血液流向消化道，若饭后立即泡脚，会使血液转而流向下肢，日久将会影响消化功能。泡脚的时间最好在饭后 1 小时以后。

四是中药泡脚最好用塑料盆、木盆或瓷盆，不宜用金属盆。因为金属盆中的化学成分易与中药中的鞣酸发生反应，影响药物疗效。

第五章 性养肝肾，生命更和谐

　　夫妻间的性生活，早已经不是单纯为繁衍后代了，而是人体一种正常的生理和心理需求。人的一生中，和自己在一起生活时间最长、受其影响最深的人就是妻子或丈夫了。因此，夫妻间和谐的性生活不仅是家庭幸福美满的基础，同时更是生命健康的一种潜在因素。

　　房事养生也有很多讲究，其关键在于爱惜和固护肾精。因此，男人养好肝肾，就等于给自己的"性"福生活一个有力保证。

1.顺四时节气，春天随性，冬天节制

自然界的季节年复一年，周而复始地更替变化，这已成了一个规律。正是因为有了这个规律，万物才得以春生、夏长、秋收和冬藏。正如《内经》所说："阴阳四时者，万物之始终也，死生之本也。逆之则灾害生，从之则苛疾不起是为得道。"

中国医学《玉房秘诀》在谈到夫妻间性事宜忌时指出："当避大寒大热，大风大雨，日月蚀，地动雷电，此天忌也。"为此，古人认为对于与性生活有关的时间、环境、气象和某些条件都要有所选择。性生活随着季节变化的调节带有主观性，这是鲜为人知或极易被人忽略的问题。那么怎样根据季节变化来调节性生活呢？

中医认为春为四季之首，万物复苏，气象更新，充满蓬勃生机。在这种"天地俱生，万物以荣"的季节里，人的思想意识及身体活动应顺应自然的变化，身心保持畅达的状态。此时性生活较冬季应有所增加，至少不能对其加以过分的制约。适度增加性生活有助于机体各组织器官的新陈代谢，有利于身体健康。

夏日来临，花木繁茂，生息旺盛，此时人的心情愉快，性的欲望也相对增强，性生活应随其意愿，使体内的阳气不受任何阻碍地向外宣通发泄。

金秋肃杀，草木凋落。人们也应该安神宁志，克制欲望，减少性生活，使体内的阳气不再过多地向外发泄，以贮藏精气，为抵御冬季的严寒准备条件。

严冬降临，冰封雪飘，阳气潜藏，万物潜匿。性生活必须加以严格控制，以求封存体内的阳气。如果恣情纵欲，势必导致体内的精气过多地外泄，机体抗病能力低下，容易引发各种疾病。而且会失去明春的良好开端，使来年的生命活动受到影响。因此，从这个意义上说，冬季性生活的调节，是四季养生的关键。

高血压是中老年人的常见病、慢性病，临床上经常遇到高血压患者同房后出现血压波动、头痛、剧烈胸痛等症状的病例，严重者在性生活时甚至血管破裂而猝死。在秋冬季节，这种情况的发生概率更大。

在性生活时血压会升高，男性收缩压升高 20 ~ 80 毫米汞柱，舒张压升高 20 ~ 60 毫米汞柱；女性收缩压升高 20 ~ 60 毫米汞柱；舒张压升高 10 ~ 20 毫米汞柱，这对神经系统和心肺都是很大的负担。血压的骤升，有可能会导致心脑血管破裂，发生血管撕裂、中风、心肌梗死等意外情况。

高血压是伴随终身的慢性病，只要病情不十分严重，原则上不必完全禁止过性生活。Ⅰ级高血压患者可以像正常人一样过性生活，Ⅱ级高血压患者须在药物的保护下有节制地过性生活，Ⅲ级高血压患者因有明显的心、脑、肾并发症，应停止性生活。

健康锦囊

高血压患者在寒冷的季节，一定要规律服药，控制血压，以防发生心脑血管并发症。

2. 学习道教的养生房中术

房中术即古代性卫生、性心理和性技巧的总称，是一种性的艺术。早期道教认为房中术也是长生手段之一，至少是一种辅助手段。《抱朴子·内篇·微旨》首先提出，人不应当绝欲，也不应当纵欲，正确的态度是节欲，这一观点是科学的。其次指出，掌握了房中术可以健康长寿，其方法包括杜绝泄漏精液，使之回到身体以补脑等。除了这些内容之外，房中术还讲究禁忌。如禁止在恶劣气候时，和心情不佳时交接等。过去一提到房中术，人们立即认为这是黄色下流的歪门邪道。诚然，房中术中的确混杂着一些不好的内容，但这并不是主流，且已为后来道教所反对。房中术中符合医学的内容，对于保护人民的身体健康是有帮助的。

道教房中术是在神仙方术及医学成果基础上发展起来的。《黄帝内经》从医学和养生学角度论证了"思想无穷，所愿不得，意淫于外，入房太甚"以及"以妄为常，醉以入房，以欲竭其精，以耗散其真，不知持满，不时御神，务快其心，逆于生乐，起居无节"的危害，设计了一套以节欲、恬淡、守静等为主的养生原则。

晋代葛洪较为全面地阐述了房中术的有关理论和问题。《抱朴子·内篇·微旨》指出：夫阴阳之术，高可以治小疾，次可以逸虚熬而已。……人不可阴阳不交，坐致疾患。若纵情恣欲，不能节宣，刚伐年命。善其术者，则能却走马以补脑，还阴丹以朱阳，采玉液于金池，引三五于华梁，令人老有美色，终其所禀之天年。

葛洪从阴阳调和平衡的角度出发，认为人既不能完全绝欲，也不能恣情纵欲，否则对于人体健康长寿都不利。他在《释滞篇》又反复指出"人复不可都绝阴阳。阴阳不交，则坐致壅阏之病，故幽闭怨旷，多病而不寿也。任情肆意，又损年命。惟有得其节宣之和，可以不损。若不得口诀之术，万无一人为之而不以此自伤煞者也"。就是说房事不可杜绝，否则有可能发生生殖系统疾病，影响身体健康；只有用一定的方法，才能达到养生目的。这种看法基本上代表了道教房中养生术的特点。道教房中术是一个较完整的体系，道教房中养生学主要包括房中养生、房中疗疾、优生优育三个方面。

❦ 健康锦囊 ❦

　　房中术里关于调节性生活的性卫生知识以及治疗性机能障碍的性医学知识，含有一定的科学价值。但是，这种多交少泄、保精延年的理论，显然与现代社会的伦理道德和医学知识是相违背的。而且过分追求忍精不泄，反而可能引起男性性交后尿道和膀胱充血，容易发生性交后尿频，还容易造成男性的精神负担，长期下去可能会影响男性正常的性欲。因此，我在此提醒广大男性朋友们，在行房的过程中，只要做到"乐而有节"，即男女性爱符合天地阴阳变化规律，并且限制频率，讲究卫生，就可以健康长寿，对身体有益。

3. 道教房中术否定禁欲和纵欲

道教房中养生术否定禁欲的做法，认为这不合乎自然之道。葛洪认为人不可阴阳不变，否则要产生疾患。陶弘景《养性延年录》载彭祖语云："凡男不可无女，女不可无男。若孤独而思交接者，损人寿、生百病。"这种反对禁欲，从阴阳学说角度肯定男女性关系的合理性观点，是道教房中养生学的基本前提。

反对纵欲也是中国传统房中养生术的基本原则。陶弘景《养性延命录·御女损益篇》云："道以精为宝，施之则生人，留之则生身。生身则求度在仙位，生人则功遂而身退。功遂而身退，则陷欲以为剧，何况妄施而废弃？损不觉多，故疲劳而命堕。天地有阴阳，阴阳人所贵，贵之合于道，但当慎无费。"值得注意的是，在道教养生学中，反对禁欲和主张保精是统一的。这种统一性就表现为在承认和肯定男女性关系的前提下，主张必须有所节制，反对无节制地纵欲。

中国古代的养生家认为，合理有节的性生活可以保精养神，有益于健康；反之，若毫无节制地纵欲，则必伤身害体，折寿损命。这就叫：房中之事，能杀人，能生人，故知能用者，可以养生；不能用之者，立可致死。

《黄帝内经》指出，人体内有一种由"肾精"衍化而成，与人生殖机能密切相关的物质叫"天癸"，它是随着人体的不断发育而日趋盈满的，人若"天癸"未满就早行"房事"，就会伤身害体。《素问·上古天真论》认为：女子"二七"（14岁左右）有了月经的周期变化；男子"二八"（16岁左右）天癸成熟。而男子64岁、女子49岁以后，则天癸竭，渐渐丧失了性功能和生育能力。

这种说法与现代科学对人类性生理的研究结果颇为一致。当然，天癸满盈，并不意味着就应该马上婚配，人们若想由房中术达到养生的目的，还必须讲究"以时婚配"。房中养生术理论认为，人们须到一定的年龄再婚配，才能达到性生活的和谐，才能够有益于身心健康。

房中养生术指出，人们须把握性欲的时机，使神合意感，既能由快乐达到身心健康，又可益寿延年。为此，《养生方》提出了所谓"十修"，即性生活要注意的十条准则：一是房事既要养肾气，又应维护精气；二是夫妇有性交兴趣时才进行交合；三是性交要有节制；四是房事一定要避免过劳、过频；五是性交双方要掌握性兴奋的恰当时机；六是要互通情志，叙绸缪，申缱绻；七是男女交合时宜轻徐缓动；八是性交双方都应保持精力旺盛；九是夫妇应达到两精互养；十是性交之后宜静息以养神全形。

由于阴阳学说的风行，先秦的哲人从宇宙观的角度来看男女之间性的关系，并认为这种关系与整个宇宙有着密切的联系。在道家看来，"性"不仅不是修仙的阻碍，而且是得道成仙的重要修炼方法之一。这种秘密的修炼方法叫"阴阳之道"，其主要目的在于保精、守神、致气、还精、补脑。

性养箴言

养成下面的生活好习惯，有助于性生活健康。

1. 每次持续坐着的时间不超过 50 分钟，一天之内坐着的时间加起来不超过 10 小时；

2. 一次骑自行车时间不超过 30 分钟，一天骑车时间累计不超过 100 分钟；

3. 每周进行 5 次身体锻炼，每次 30 分钟以上；

4. 每天少抽一支烟；

5. 少洗桑拿浴，少泡热水澡，不穿紧身衣裤；

6. 把性事安排在夫妇双方身心状态俱佳的时间；

7. 多喝水，但不要憋尿。

　　道教中人重视养生，也讲究生育之道，所以倡导此术，认为此术可以爱精固气，避免损伤，求得"还精补脑"。

　　考察道教房中术的基本要点在于，顺天地阴阳之和，全人身性命之真；或戒淫不漏以固精，或借术还精以补脑，或注意卫生以益寿。正如葛洪所说：房中之法十余家，或以补救伤损，或以攻治众病，或以采阴益阳，或以增年延寿。其大要在于还精补脑之一事耳。

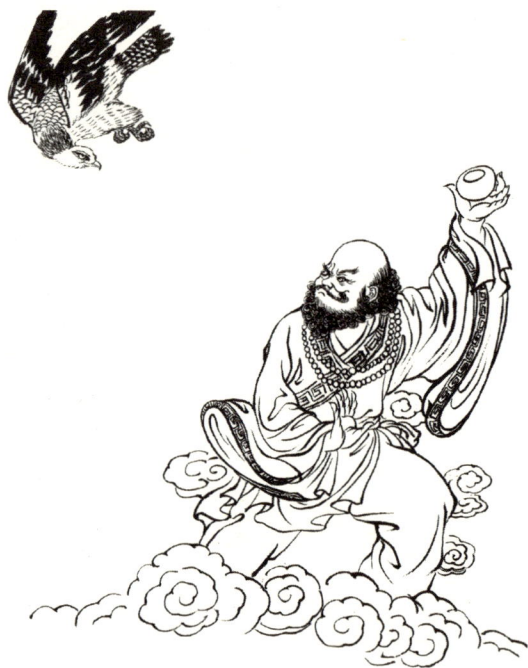

第六章 肝肾需要什么，就给它补什么

对我们的健康产生直接影响的，是众所周知的饮食。"吃好喝好身体好"这个流传已久的关于饮食的至理名言，便告诉我们饮食的重要性。只有科学调配膳食，才能打造健康体魄，才能保养好自己"革命的本钱"。

1. 四种微量元素提升男人肝肾活力

男人所具有的男性气质、特征、功能，都是由他们最需要的微量元素来支撑的。维生素 C、维生素 E、锌和镁元素都是提升男人肝肾活力必需的微量元素。

维生素 C 是保证男性肾精形成的物质基础，也是人体有活力的保证。相信很多人在维生素 C 缺乏时，会常感疲劳，常易感冒，容易导致咳嗽，抵抗力下降，牙龈出血，伤口难愈等。对于男人来说，如果体内缺乏维生素 C，不光会让男人没有精力，还会影响精子的数量和质量。所以，在饮食中补充足够的维生素 C 是非常重要的。想要补充维生素 C，你需要多吃一些新鲜的蔬菜和水果，如青椒、花椰菜、卷心菜、甜瓜、木瓜、猕猴桃、草莓和柑橘类水果。

对于男人来说，维生素 E 的重要作用是保证繁衍生育，它能够刺激精子的产生，如果长期缺乏维生素 E，会造成不育。绝大多数的蔬菜中都含有维生素 E，以菠菜、生菜、甘蓝等蔬菜含量最高。在谷类食物中，小麦胚芽油中的维生素 E 含量最高。其次，在芝麻、玉米、大豆、花生中，其含量也很丰富。

锌是人体必需的微量元素，对于男人来说，性功能是否健全，锌起着决定性的作用。现代医学研究发现，缺锌会使男性性激素分泌减少，从而使性功能不全、睾丸缩小、精子数量减少。另外，缺锌会使血液中的睾丸酮浓度降低，必然会影响精子的生成、成熟和活力。因此，缺锌的男人不孕不育、性功能不全就在所难免了。

另外，男人如果从小就缺锌，不光会导致厌食，并且还可能造成患儿智力减退、生长发育迟缓，以及性晚熟等不良症状。

　　男人要想保证体内有足够的锌，食补是最佳对策。锌普通存在于各种食物中，动物类食物锌含量较高且吸收率高，如动物肝脏、肉类、贝类等。植物类食物锌含量较高的有谷类、坚果和豆类等，但是因某些因素的影响，其利用率较低。所以饮食要合理调配。

　　人体缺镁会影响神经系统功能，如我遇到的一位患者，某贸易公司的孙经理，总觉得精神压力大，情绪紧张，经常为一点小事急躁不安，被医生诊断为缺镁。如果不及时补充镁，严重者可能引起低血糖、神经衰弱、疲倦、神经过敏、肌肉震颤。镁是神经及肌肉活动所必需的矿物质，它可调节神经功能，降低血压，提高男人的生育能力。

　　镁的主要来源是海鲜（特别是虾、蚌与螃蟹类）、菠菜、卷心菜、豌豆、大豆、玉米、核桃与杏仁等。

❧ 健康锦囊 ❧

　　对于上面所提到的四种微量元素，中华营养保健学会专家组通过研究和分析，列出了中国居民每日所需量，大家可以根据自己的年龄，掌握各种矿物质的摄入量。

　　镁元素的日推荐量：0 ～ 1 岁婴儿为 30 ～ 70 毫克，1 ～ 10 岁男孩为 100 ～ 350 毫克，成年男子为 350 毫克。

　　锌元素的日推荐量：0 ～ 1 岁婴儿为 1.5 毫克，1 ～ 10 岁男孩为 18 毫克，成年男子为 15 毫克。

　　人体每天需要维生素 C 的量：儿童为 35 ～ 50 毫克，成年男子为 75 毫克，生病时需要经医生确定后增加几十倍以上。

　　人体每天需要维生素 E 的量：儿童为 3 ～ 8 毫克，成年男子为 10 毫克左右。

2. 男人的一日三餐怎么吃

男人的一生，随着年龄的增长，全身的生理机能都会发生变化，胃肠消化器官功能也逐渐减退。此时如果饮食不科学、不合理，不仅可直接损害消化系统，造成病变，而且更重要的是诱发心血管疾病、糖尿病等，导致早衰甚至早亡。因而，男性一日三餐合理饮食对增强活力、延年益寿有重要意义。

早餐作为一天的第一餐，对健康至关重要。不吃早餐，容易引起能量及其他营养素的不足，降低上午的工作和学习效率。

早餐不但要注意数量，而且还要讲究质量。主食一般吃含淀粉的食物，如馒头、豆包、玉米面窝头等，还要适当地增加一些含蛋白质丰富的食物，如牛奶、豆浆、鸡蛋等，使体内的血糖迅速升高到正常标准，从而使人精神振奋，能精力充沛地工作学习。

营养学家认为，营养丰富且质量好的早餐，应包括谷物、肉类和蛋类、奶类和钙，及蔬菜瓜果四大类。

> 🌿 **五谷类**：如面包、馒头、麦片、玉米皮和各种米面制品、粥类等。
>
> 🌿 **肉类和蛋类**：如火腿、香肠、鸡蛋和各式肉类食品等。
>
> 🌿 **奶类和钙类**：如鲜奶、脱脂奶、酸奶等。
>
> 🌿 **蔬菜瓜果类**：如水果、蔬菜等。

一日三餐怎么吃

根据《中国居民膳食指南》的要求，早餐所提供的能量应占一天总能量的 30% 左右。成年人早餐的能量应为 700 千卡左右，谷类为 100 克左右。可以选择馒头、面包、麦片、面条、豆包、粥等；适量的含优质蛋白质的食物，如牛奶、鸡蛋或大豆制品；再加上 100 克新鲜蔬菜和 100 克新鲜水果即可。不同年龄、劳动强度的个体所需要的能量和食物量不同，应根据具体情况再做适当调整。

经过一上午紧张的工作或学习，从早餐获得的能量和营养不断被消耗，需要进行及时补充，为下午的工作或学习提供能量。因此，午餐在一日三餐中起着承上启下的作用。

为了更好地进行下午的工作和学习，营养学家建议，午餐的营养物质适宜从以下几方面选择：

高蛋白食物。这类食物中的优质高蛋白会使血液中酪氨酸增加，可以让头脑和思维保持清醒、敏锐，对于增强人的理解和记忆能力有十分重要的作用。这类食物包括鱼肉、瘦猪肉、牛肉、羊肉以及水产品和豆制品。

含微量营养素的食物。这类食物的营养素含量丰富，能补充午餐对营养物质多样化的需求，可以很好地促进人体对营养物质的均衡摄取；同时，微量营养素含量丰富的蔬菜因有排毒、解毒功效，愈加受到大众的青睐。常见的微量营养素食物有谷类、动物肝脏、豆制品、新鲜水果、蔬菜等。

脂肪含量低的食物。这样的营养物质可以保证人在下午的工作和学习中精神抖擞，不至于昏昏欲睡。应多摄入瘦肉、鲜果或果汁等食物，少食油炸以及高脂、高胆固醇食品。

3. 吃对一日三餐

晚餐与次日的早餐间隔的时间比较长，所提供能量应能满足晚间活动和夜间睡眠的能量需要，所以晚餐在一日中也占有重要地位。晚餐提供的能量应占全天所需总能量的 30% 左右。

不少家庭，生活节奏紧张，白天忙于工作、学习，晚上全家团聚，就想着好好吃一顿犒劳一下。但是晚餐过于丰盛、油腻，会延长消化时间，导致睡眠不好。有研究表明，经常在晚餐进食大量高脂肪、高蛋白质食物，会增加患冠心病、高血脂、高血压等疾病的危险性。

如果晚餐摄入食物过多，血糖和血中氨基酸的含量就会增高，从而促使胰岛素分泌增加。一般情况下，人们在晚上活动量较少，能量消耗低，多余的能量在胰岛素作用下合成脂肪储存在体内，会使体重逐渐增加，从而导致肥胖。此外，晚餐吃得过多，会加重消化系统的负担，使大脑功能活跃，导致失眠、多梦等。因此，晚餐一定要适量，以脂肪少，易消化的食物为宜。

每天进餐的次数与间隔时间应根据消化系统的功能，和食物从胃内排空的时间来确定。食物的物理性状和化学组成不同，排空的速度也不同。一般来讲，稀的、流体食物比稠的、固体食物排空快；小块食物比大块食物排空快。含碳水化合物多的食物在胃内停留的时间较短，而含蛋白质和脂肪多的食物停留在胃内的时间较长，一般混合食物胃排空时间为 4 ~ 5 小时，因此一日三餐中的两餐间隔时间应为 4 ~ 6 小时为宜。

考虑到日常生活习惯和消化系统生理特点，一日三餐的时间应相对规律。一般情况下，早餐安排在早晨起床后半小时左右，一般应在 6：30 ~ 8：30，午餐 11：30 ~ 13：30，晚餐 18：00 ~ 20：00 为宜。早餐所用时间以 15 ~ 20

分钟为宜，午、晚餐以 30 分钟为宜，不宜过短，也不宜过长；进餐时间过短，不利于消化液的分泌及消化液和食物的充分混合，影响食物的消化，会带来胃肠不适；进餐时间太长，会不断地摄取食物，引起食物摄取过量。进餐时要细嚼慢咽，不要狼吞虎咽。三餐要定时定量，不要饥一顿饱一顿。

在这里要特别提醒大家的是，晚餐尽量吃得早一点，晚上六七点钟吃饭为宜，八九点钟或者更晚就不好了。这是因为，食物中所含的钙多会在进入人体后的四五个小时内达到排钙高峰，并随着小便排出体外，如果晚餐吃得过晚，那么吃饭之后的四五个小时正是人们睡觉正香的时候，小便多会在早晨排出，这就会使体内高浓度的钙与尿液在尿道中滞留，与尿酸生成草酸钙，易让人得结石病。所以，晚餐尽量早吃。

❧ 健康锦囊 ❧

早餐的搭配原则：干稀搭配、荤素搭配和酸碱搭配。

午餐的搭配原则：主副搭配、粗细搭配和荤素搭配。

晚餐的搭配原则：适量，不宜过甜，多素少荤。

4. 保护男人健康的食物

在男人的一生当中，前列腺的结构随着年龄的变化而变化。就其体积而言，幼年时前列腺体积很小，青春期时体积可增加一倍以上；20 ~ 50 岁这段时间，前列腺体积相对稳定；50 岁以后其体积又开始增大，可能会发展成为良性前列腺增生症。男性得了前列腺炎或者前列腺肥大会有尿急、尿频等难言之隐。另外，前列腺的腺体组织能制造和分泌前列腺液。前列腺液是精子活动的能源，可缓和阴道的酸性环境，提高精子的生存率和活力。因此，如果没有前列腺，或者前列腺得了严重的疾病，就不可能有正常的精子活动，生育也就无从谈起。同时，男人拥有良好的前列腺功能也是保证性活力的关键。

除了药物之外，南瓜子是解决男人前列腺问题的有效食物，每天吃上 50 克左右的南瓜子，生熟均可，可较有效地防治前列腺疾病。这是因为前列腺分泌激素功能依靠脂肪酸，而南瓜子就富含脂肪酸，可使前列腺保持良好功能。美国研究人员曾经发表的科研论文也指出，每天坚持吃一把南瓜子就可治疗前列腺肥大，并使第二期症状恢复到初期，明显改善第三期病情，因为南瓜子之中的活性成分可消除前列腺初期的肿胀，同时还有预防前列腺癌的作用。

我有一位五十多岁的患者，两年前患上无菌性慢性前列腺炎时，夜尿明显增多，每晚起夜四五次，觉都睡不安稳。白天每隔半小时小便一次，而且尿急、尿不净、尿痛、小腹疼痛，虽然经过西药治疗和理疗，但是疗效甚微。根据这一情况，我让他试着每天吃上一把南瓜子进行食疗，半年后，他打电话说，前列腺炎的大部分症状已逐渐消失，小便次数明显减少，小腹不痛了，尿也不急了，会阴部轻松多了。如今，他吃南瓜子已经坚持两年多了，疗效良好。这个食疗方法简单易行且行之有效，有这方面问题的男性可以试一试，普通人吃南瓜子也可以起到预防作用。

但是，大家在吃南瓜子的时候要注意用量和方法。首先是适量，每次大约20克南瓜子就行，过食南瓜子影响消化功能，如果长时间不停地嗑南瓜子，会消耗大量唾液，易生口疮、龋齿，导致牙龈炎等。其次是南瓜子要无霉烂变质，尽量不要买咸味南瓜子。最后一点就是要坚持食用，不要间断，以免影响疗效。食用南瓜子治前列腺炎、前列腺肥大与用其他药物无任何矛盾。当然，如果在食用南瓜子时与日常自我保健有机结合会收到事半功倍之效，比如按摩关元穴、中极穴、曲骨穴、涌泉穴，提拉阴茎、缩肛、旋转按揉睾丸、按摩前列腺等。平时要情绪乐观，不要食用辛辣或厚味食物。

很多书籍大肆宣传黄豆制品对女人有百般好处，殊不知男人常吃黄豆制品，也同样能够改善随着年龄增加而出现的骨流失问题，保护自己日渐脆弱的骨骼，并且还能使男人得前列腺癌的概率大大降低。黄豆中丰富的卵磷脂是男人抗早衰、保持活力的物质基础。

5. 适合男人的美味

大蒜具有强烈的杀菌力，能够消灭侵入人体的病菌。大蒜能促进维生素 B_1 的吸收，促进糖类的新陈代谢以产生能源，并消除疲劳。大蒜肉含有抗氧化作用的物质，能提高人体免疫力，抵抗衰老，男人常食能改善体质并强身。同时，大蒜对男人肝脏、肾脏有非常好的保健功效。

大蒜中的微量元素硒，通过参与血液的有氧代谢，清除毒素，减轻肝脏的解毒负担，从而达到保护肝脏的目的。

大蒜可有效补充肾脏所需物质，改善因肾气不足而引发的浑身无力症状，并可促进精子的生成，增加精子数量。

需要注意的是，平时吃大蒜能护肝，但是得了肝炎后却不宜吃大蒜。这是因为大蒜并不能杀死肝炎病毒，大蒜中的某些成分却能刺激胃肠道，抑制消化液的分泌，会使肝炎患者恶心、腹胀的症状加重。同时，大蒜中的挥发性成分可使人血液中的红细胞和血红蛋白的数量减少，这不利于肝炎患者的康复。得了肠炎不宜吃大蒜也是这个道理。另外，有眼病的男人也不要吃大蒜，以免加重病情。

男人多吃西红柿大有好处，西红柿中的矿物质以钾的含量最丰富，有助于排出血液中的盐分，具有降血压的作用。西红柿中的维生素 C 能制造出骨胶原，强健男人的血管。

要抗击压力，B 族维生素是首选。B 族维生素包括维生素 B_1、维生素 B_2、维生素 B_6、维生素 B_{12} 等，能维护神经系统的稳定，增加能量代谢，有助于减轻压力。全麦食物，如全麦面包、糙米、胚芽米等，都有丰富的 B 族维生素，也富含复合碳水化合物，能够缓慢释放能量，具有镇定作用，使人放松。

男人多吃菌菇类，能防治心血管系统疾病，例如高血压、动脉硬化等。菌菇类还能增强免疫力，预防及对抗癌症，还富含 B 族维生素，能缓解压力，带来好心情。

❧ 健康锦囊 ❧

抗疲劳和缓解压力的最好办法，就是食用富含抗氧化剂的食物，以提高人体免疫功能，对缓解压力和消除疲劳有显著的作用。坚果、蔬菜、水果这些天然食物均富含抗氧化剂。

6. 韭菜入肝肾二经，男人补肾首选菜

韭菜是老百姓餐桌上最常见的菜，炸春卷，包饺子，韭菜炒鸡蛋都少不了韭菜。我国民间素有"男不离韭，女不离藕"的说法，意思是说，男人要多吃韭菜，女人要多吃莲藕，这样对身体健康有好处。

男人多吃韭菜的原因就在于韭菜入肝肾二经，补肾效果最好。中医药典把韭菜称为"起阳草"，它对男性能起到温肾补阳、益精固精的作用。在古代，如果一个白面书生因遗精前去找郎中看病，郎中则会问他是否腰膝酸软，有没有手脚冰凉的现象，除了开些中草药方，多会叮嘱他吃些韭菜炒活虾、韭菜炒鸡蛋之类的食疗药膳。一个人如果肾虚体寒，脸色多会苍白，不爱动，所以多会成为一个白面书生，并且也容易出现肾虚等问题；而一个自小就阳气盛的孩子，则脸色多红润，爱动爱闹，舞枪弄棍，也不可能成为白面书生。体质较强、阳盛火旺而常易出现口角溃疡、牙龈肿痛、目赤的人则不宜吃韭菜，那些身上爱起疖疮的人也不宜吃，这是因为韭菜补阳效果好，让人身体燥热，会加重此类症状。所以，怕冷体虚的男人要多吃韭菜，上火体强的男人应少吃韭菜。

韭菜养生粥

除了把韭菜用来做菜外，还可以煮韭菜粥食用。准备鲜韭菜50克或韭菜籽10克（研细末），粳米100克，细盐少许。先煮粳米为粥，待粥快熟时加入韭菜（洗净切断）或韭菜籽末、细盐，稍煮片刻即成。常食此粥有补肾壮阳、固精止遗、健脾暖胃的功效。

人们常说"春食韭菜香，夏食韭菜臭"，一般人多会将其理解为春天的韭菜鲜嫩好吃，而夏天的韭菜已经长老了，含纤维多，吃起来不爽口。其实这只说对了一半，另一个原因是韭菜入肝经，有温中行气，活血散瘀、提升肝气的功效。

《黄帝内经·素问·藏气法时论》说："肝主春……肝苦急，急食甘以缓之。……肝欲散，急食辛以散之，用辛补之，酸泻之。"在五脏与五味的关系中，酸味入肝，具收敛之性，不利于阳气的生发和肝气的疏泄，饮食调养要投脏腑所好。韭菜性温，味辛咸，入肝经，有温中行气、散瘀解毒的功效。现代医学研究发现，韭菜含有挥发性精油及硫化物等，散发辛香气味，有助于疏调肝气，增进食欲，增强消化功能。春季阳气升发，肝主升发，需要一些辛甘发散的食物来疏散肝气，而韭菜则符合了这个原则。因此，在春季多食韭菜有疏肝理气的功效。

现代男人在外好面子，在家多受气，肝气如果郁结，则会气郁、肝火上升，出现胸闷、心烦等症状。如果常食韭菜，疏肝理气，顺畅气血，就能让肝火随菜肴散去，从而平心静气。"正月葱，二月韭"，春天要尽可能多吃韭菜，把身体补好。

❧ 健康锦囊 ❧

因为韭菜含有大量的膳食纤维，能促进肠道蠕动，润肠通便，因此建议便秘者多吃。但对于脾胃虚弱、消化不良的人来说，韭菜会加重胃肠负担，就不宜多吃了。

韭菜生吃能够很好地发挥其性辛而行血散气的功效，熟吃则能补中焦，益脾胃。要注意两种吃法功效不同，熟吃时不宜烧得太久，煮得太烂。

7. 板栗补肾强筋骨

板栗是很多人爱吃的零食,以往,每年秋季板栗成熟的季节,大街小巷便满是糖炒板栗的味道和小贩的吆喝声。现在,因为储存技术的提高,一年四季差不多都能吃到板栗。板栗与其他坚果有很大不同,它的营养成分类似于玉米或水稻,即含有相当多的碳水化合物,其含量比其他坚果多 3 ～ 4 倍;蛋白质和脂肪较少,热量比其他坚果少一半以上,对于一些体型肥胖的男人来说,吃板栗既可以饱口福,又能够控制总热量,减少脂肪的摄入。

中医认为:"腰为肾之府。"另外,足太阳膀胱经纵贯腰背部,而足太阳膀胱经和足少阴肾经又相表里。所以肾虚会引起腰痛。

对于肾虚引起的腰痛,板栗具有良好的功效。苏东坡的弟弟苏子由曾写诗称颂栗子的食疗功效:"老去自添腰脚病,山翁服栗旧传方。客来为说晨兴晚,三咽徐收白玉浆。"古代《经验方》中记载梁代陶弘景说:相传有人患腰脚弱,往栗树下食数升便能起行,此是补肾之义,然应生啖。孙思邈也说:生食之,甚治腰脚不遂。可见栗子功效神奇,另需服猪肾以助药力。因此,对于腰膝酸软疼痛、容易疲劳的男性,可以每天清晨空腹吃十来个熟栗子,再喝上一碗猪肾煮的大米粥,会有很好的补肾壮腰的功效。

另外,在男子新婚时期,如果因房事过度引发腰酸背疼或是疲劳,一些中医常会推荐他们吃一款栗子猪肾汤来进行食疗。这是因为新婚期的男子多会有频繁的性生活,不仅消耗了体能,而且所射出的精子中也会含有一些营养物质,如果不及时补充,就会出现腰酸背痛,性能力减退的现象。而栗子猪肾汤中的猪肾有补肾、止遗、止汗、利水的功效,栗子可养胃健脾、补肾强筋。此汤非常适合形体瘦弱、先天肾虚,新婚后出现腰痛、性功能减退的男子食用,每天早晚两次，每次吃上一碗即可。一个朋友的儿子，从小体弱，新婚的那一段时间因性生活过频，半个月过后就觉得精力不济，整天没精打采，性生活后还觉得体力难以恢复，有时还感觉腰痛。朋友便带孩子来找我给他开点中药调调，号脉后，我觉得没有太大问题，便建议他食用半个月栗子猪肾汤，并注意节制房事和加强体育锻炼。一个月后，朋友给我打电话说孩子所有的不适症状都消失了，并且身体比婚前好了很多。看来，新婚蜜月的男子在饮食方面还是要多加注意，如果出现因性生活过度引起的一些症状，一定要吃一些有针对性的食物来进行调理。

8. 常吃栗子补了肾虚止了泻

栗有养胃健脾、补肾强筋的功用。《本草纲目》记载："栗味甘性温，入脾胃肾经。"唐代孙思邈说："栗，肾之果也，肾病宜食之。"《本草纲目》中指出："栗治肾虚，腰腿无力，能通肾益气，厚肠胃也。""有人内寒，暴泻如注，食煨栗二三十枚顿愈。"

朋友老公向我求诊，把脉后感觉他的脉沉细，看看舌苔发白，手也有点凉，他自述从小就体弱，常有怕冷的感觉，最近几年，更是出现了晨起即泻的毛病。通过诊断，我已经断定他是因为肾阳虚造成的"五更泻"，因治疗此种腹泻常以温肾暖脾、涩肠止泻为原则，我便为他开了最常用的四神汤进行治疗。该方由补骨脂 12 克，肉豆蔻 9 克，五味子、吴茱萸各 6 克，大枣 5 枚组成。每日一剂，水煎取汁。服用 1 周后，朋友打电话告诉我，她老公大便时肚子已经不疼了，后又连服了 3 周，症状彻底好转。

腹泻的原因一般与脾胃不和有关，《景岳全书》曰："泄泻之本，无不由于脾胃。""暴泻多实，久泻多虚。"因脾为中州，主运化而升清气降浊气，脾胃旺盛则清阳上升，化生气血；脾胃功能受损则湿邪为患。由此可见，腹泻治疗当以健脾为主。

久泻不愈，必伤及肾，肾阳与脾阳关系密切，肾阳虚弱则不能温脾土，从而影响脾胃对水谷的腐熟，亦能导致或加重腹泻。所以在慢性腹泻的病机上，除了脾胃虚弱之外，肾阳不足也是一个重要因素。宋代严用和指出："肾气若壮，丹田火经上蒸脾土，脾土温和，中焦自治。"这说明了肾阳在脾胃消化功能中的作用。平时看病时，我经常会见到一些肾阳虚体质的人，较一般正常人更易发生腹泻。

　　对于我朋友老公的这种情况，虽然四神汤这个药方非常对症，但是日常还需要长期的饮食调养。所以，我又给他们推荐了板栗，告诉他常食板栗能够健脾、益肾、止泻。中医认为板栗能补脾健胃、补肾强筋、活血止血，对肾虚有良好的疗效，故又被称为"肾之果"，肾虚、大便溏稀者更为适宜，经常食用可强身愈病。板栗随处可见，吃起来倒也容易，只是需要坚持长期食用才能见效，朋友说一定会坚持下去。过了半年，听朋友说她老公一直都没再出现腹泻的问题，身体也好了许多，把吃栗子也当成了一种爱好。

　　对于长期腹泻的人，也可常食栗子山药姜枣粥。栗子 30 克，大枣 10 个，山药 15 克，生姜 6 克，大米 100 克，加水煮成稀粥食用，可益肾养脾胃。板栗既可以作为零食吃，还可以做菜。一些脾胃虚弱、食欲减退的男性，可常食栗子烧肉和栗子烧鸡这两道菜，栗子补脾，猪肉、鸡肉益血补虚。

❧ 健康锦囊 ❧

　　栗子生吃难消化，熟食又易滞气，所以一次不宜多食。最好在两餐之间把栗子当成零食，或做在饭菜里吃，而不是饭后大量吃。新鲜栗子容易发霉变质，吃了发霉的栗子会引起中毒，所以变质的栗子不能吃。

9. 男人精力衰退可吃泥鳅

现在的孩子衣食丰盛，吃、住、穿、玩都很现代，很时尚。可是他们的父亲，看着孩子在玩，却会在脑海中浮现出另一幅景象：若干年前的夏天，自己像个黑泥鳅似地钻在河沟子里去捉鱼捉虾、戏嬉打闹，那种快乐难以忘怀。为啥把泥猴似的孩子比成泥鳅呢？原来，这个不起眼的小东西，除了能在水里自由自在地游，钻泥也是一把好手，所以贪玩的孩子就成了黑泥鳅了。

泥鳅虽说黑不溜秋的，但其滋阴温阳、补中益气的食疗功效却相当好。《本草纲目》中记载，泥鳅性甘、味平，入脾、肝、肾经，常食令人长精力。并且，泥鳅有养肾生精的功效，其富含的赖氨酸是精子形成的必要成分，常吃泥鳅不但能促进精子形成，还有助于提高精子的质量，非常适合成年男性常食。

值得一提的是，与鳗鱼相比，泥鳅脂肪含量更少，而铁和钙含量比鳗鱼要多3倍。"三高"的男性朋友，食泥鳅无疑是更健康的选择。

据了解，韩国人食补常做三种汤，即泥鳅汤、参鸡汤和狗肉汤。韩国人煮泥鳅汤时，先在泥鳅上面撒盐，然后盖上盖子，等泥鳅没动静时，再把泥鳅清洗干净；然后在一锅水中放入泥鳅、辣椒酱、大葱、味精、盐等调料，熬上一小时左右就可以食用了。

在《泉州本草》中记载了一款能保肝的食疗药膳——泥鳅钻豆腐。豆腐和泥鳅都能补脾利湿，泥鳅又对黄疸有特殊疗效，泥鳅与豆腐搭配，不但口感好，而且两者营养互补，使菜肴的进补功效大大提高。此菜特别适用于黄疸、小便不利而脾虚胃弱的病人。

做这道菜时，把泥鳅放在有蛋清液的清水盆中养两天，让它们把体内的脏物排干净，之后洗净。砂锅里先放入一些排骨汤，再放整块嫩豆腐和泥鳅，加盖慢炖。汤沸后再转小火，加醋、酱、糖、葱、蒜泥等调料，就可以享用了。

如果是急慢性肝炎，可以取适量泥鳅放在清水中，滴入几滴植物油，每天除去污水，换入清水，待它排去肠内泥水污物后洗净入锅，文火烘干，研末备用。服时每次取 5 克，温开水送下，一月三次，有很好的疗效，尤其是急性黄疸型肝炎更适宜，可促进黄疸和转氨酶下降，同时，还可保肝，促使肿胀的肝脾回缩。

❧ 健康锦囊 ❧

泥鳅特别适宜身体虚弱、脾胃虚寒、营养不良、小儿体虚盗汗者食用；同时适宜老年人、心血管疾病患者、癌症患者、急慢性肝炎或黄疸之人食用，尤其是急性黄疸型肝炎更适宜，可促进黄疸和转氨酶下降；同时适宜阳痿、痔疮、疥癣之人食用。

需要注意的是，泥鳅不宜与狗肉同食；阴虚火盛者忌食；忌与螃蟹同食，会引起中毒；同时也不可生食。

115

10. 一鸽胜九鸡，养命防早衰

朋友小李的母亲早亡，父亲一人含辛茹苦把小李拉扯大，并且上了大学，小李也很争气，不仅以优异的成绩读完大学，接着又考上了研究生，因为是学医的，和我比较投缘。偶尔一次聊天，小李跟我说，老师，我父亲身体不太好，最近从乡下过来，我想找您给他开点药调理调理。我说可以，把你父亲带过来我给他把把脉。

小李父亲五十来岁，可是见到他父亲的时候，我却大吃一惊。一个中年男人，面容却苍老得有点像六七十岁的人，怪不得小李这么为父亲的身体担忧。我给小李的父亲把了脉，看了舌苔，又仔细询问了一下，发现他不光有早衰的现象出现，还常伴有头晕眼花、咽干舌燥、五心烦热、腰膝酸软等症，病因属于肝肾不足、阴血亏虚所致之早衰。

我也非常理解小李的心情，但鉴于他父亲的状况，想要通过服药快速解决可能性不大，便建议用一款四物鸽子汤帮他父亲调理身体。

四物汤本来就是中医常用的补血名方，方中四物是熟地黄 12 克，白芍药 10 克，当归 10 克，川芎 6 克。四物汤所治诸证，皆由肝阴不足、营血虚滞所致。而我给他添加的鸽子，性平、味甘，入肝肾经，能补肝益肾、补血益气，此汤适宜长期服用，吃肉食汤。

小李也是学医的，所以对父亲的生活起居精心照顾，经过半年多的调理，再见小李父亲的时候，他的身体果然恢复了活力，整个人年轻了许多。

民间流传有"一鸽胜九鸡"的说法。鸽肉不但营养丰富，且还有一定的保健功效，能防治多种疾病，《随息居饮食谱》中说：鸽，性味甘平，清热，解毒，愈疮，止渴，息风。《本草再新》说：久患虚羸者，食之有益。《饮膳正要》

赞其能调精，益气，解诸毒药。鸽肉脂肪含量低，对老年人或久病体虚者适宜，对血脂偏高、冠心病、高血压者尤为有益。民间称鸽子为"甜血动物"，贫血的人食用后有助于恢复健康。

鸽肉中含有丰富的泛酸，对脱发、白发和未老先衰等有很好的疗效。鸽肉中的蛋白质及多种维生素和微量元素可促进血液循环，防止孕妇流产、早产等，还可以防治男性精子活力减退和睾丸萎缩症。乳鸽含有较多的支链氨基酸和精氨酸，可促进体内蛋白质的合成，加快创伤愈合。科研人员最近发现鸽肉中含有延缓细胞衰老的特殊物质，对防止衰老有明显的作用。鸽的肝脏贮有优质胆素，能防治动脉硬化及高血压病。此外，鸽肉对神经衰弱、记忆力减退以及常见眉骨或后脑两侧疼痛，有改善作用。

在众多能食的鸽子中，白色的肉鸽是上品，补血名药乌鸡白凤丸中的白凤指的就是白色的鸽子，《本草纲目》早有记载："鸽羽色众多，唯白色入药。"

健康锦囊

食鸽以清蒸或煲汤最好，这样能使营养成分保存完好。

11. 羊肉是男人的长寿肉

人们常说"要想长寿，常吃羊肉"。羊肉是我国人民食用的主要肉类之一，其肉质细嫩、味道鲜美，并含有丰富的营养。喜欢吃羊肉的人常常变着法子吃，如爆、炒、烤、烧、酱、涮，手抓羊肉、烤羊腿、涮羊肉等都是西北地区的小吃，现在更是慢慢遍及全国，涮羊肉都成了国内的知名饮食了。常吃羊肉可益气补虚，促进血液循环，增强御寒能力，所以，高寒地区和冬天吃羊肉的人特别多。

男性是阳刚的代表，但在日常生活中，大家却常会见到这类体质的男人，他们经常萎靡不振，体质虚弱，畏寒怕冷，面色苍白，多因先天肾气不足，或后天房事过多，损精耗阴致阳气不足、阴精亏损所致。对于这种虚寒体质的男人，羊肉算得上是天赐的一味好食物了。羊肉性温热，味甘苦，具有益气养血、温中暖下、补肾壮阳、生肌健力、补虚、御风寒等功能。在《本草纲目》中，羊肉被称为补元阳、益血气的温热补品。《日用本草》谓其治腰膝羸弱，壮筋骨，厚肠胃。羊肉特别适宜体质虚弱、阳气不足、冬天手足不温、畏寒无力、腰酸阳痿者食用。

羊不光肉有温补肾阳的功效，对于因精子过少而不育的病症，羊肾更是一味好药。

我在一次健康巡讲时到过西北一个城市，讲课的时候，一个六十多岁的女性听众多次欲言又止，后来终于在我讲完之后，挤到我的面前，偷偷问了我一个问题。原来她有一个三十多岁的儿子，两年前结婚，却至今未生育，儿媳妇去医院检查过，没什么问题，看来毛病出在自己儿子身上，可儿子却死活不愿意去医院，整天闷声不语的，当妈的心急火燎，看别人抱孙子就觉得心里堵得慌，可是又不好强制儿子去医院。听我讲养生时讲到男性养生以养肝肾为主，男子肾精不足易导致精神不振、头晕乏力、腰膝酸软，影响繁育后代时就坐不住了，希望我能给她儿子诊治。

会后我去了她家，为她儿子专门进行诊治，我发现其实她儿子的问题并不太严重，只是因为结婚前有手淫史，导致全身乏力、腰膝酸软、精子稀少，影响了生育，需要补肾益精。另外，她儿子面色萎黄，烦闷不舒，舌红苔薄黄，属肝阴不足，需要疏肝理气，养阴柔肝，采用食疗方法最有效。于是，我便建议用羊肾100克，配肉苁蓉40克、枸杞子20克，煮汤食用以益肾填精。此外另开一舒肝理气的药方一贯煎，此方为专治肝阴不足的著名方剂，吃一周左右再调方。

经过半年的调理，他的母亲给我打电话报喜说儿媳妇怀孕了，我恭喜了她，并嘱咐她可以将此药膳作为她儿子长期的食疗方来补益身体。

在临床上有很多这样的病例，除了进行药物治疗外，羊肾算是专治男人精液不足、肾无力的上好食物了，当然，吃的方法也可以各异。

大家会认为冬天吃羊肉可以抵抗寒冷，夏天吃羊肉就会上火。其实，这种认识只对了一半，夏天吃羊肉同样能够驱除体内的寒气。

在夏天，人体内同样会有寒气，由于天气炎热，夏季里人们生吃蔬菜瓜果的机会较多；为了躲避炎热，室内长时间开放冷气；冰镇饮料等解暑之物，整日不离手，这些都易使人脾胃受寒；加之夏天气温高，人容易出汗，耗气伤津，易出现脘腹痞闷冷痛、喜温喜按、不思饮食、头身困重、大便稀薄、舌淡苔白等症状，中医辨证多属于脾胃虚寒或寒湿困脾。对于这一类人来说，在夏季吃些羊肉是有益处的，适当吃羊肉可以去湿气，避寒冷，暖胃生津，保护胃肠，增强抗病能力。

不过，需要提醒大家，羊肉毕竟是温热食物，夏天吃羊肉，因人而异。体质偏热、阳偏盛的人，则不适合食用羊肉。

❧❧ 健康锦囊 ❧❧

　　羊肉性热，凡有发热、牙痛、口舌生疮、咳吐黄痰等上火症状者都不宜食用。生羊肉中含有"酪酸梭状芽孢杆菌"，它不易被胃酸和消化液杀灭，会给人体带来一定的危害，使人出现四肢无力、神志不清等症状，严重者可导致死亡。因此，羊肉一定要完全做熟后才能吃。

　　羊肉膻味较大，煮制时放点山楂、萝卜、绿豆，或炒制时放葱、姜、孜然等佐料可以祛除膻味。炖羊肉千万不要用铜锅，否则会损阳气。

第七章 调节七情，给肝肾以神补

传统医学认为，人的"喜、怒、忧、思、悲、恐、惊"七情中任一种情感失调都会伤及身心，心伤就会引起其他脏腑功能的失调。

我们的肝脏、肾脏最能忍辱负重，它每天都要化解血液、尿液中的毒素，时时要承受各种情绪上的压力，抑郁伤肝肾，过劳伤肝肾，发怒伤肝肾，但肝肾仍然会默默地工作，直至筋疲力尽。肝肾二脏是我们消解生活压力的本钱，一定要好好呵护。

1. 每日闭目十分钟，肝气顺畅精神爽

　　肝在人体中有解毒与储藏血液的功能。眼睛是肝之窍，每天一睁开眼睛，肝脏就开始工作了，如果人们适当地看些有益的书籍、画报、电视以及山水风景等，可以使自己精神愉快，心情舒畅，脾胃健运，食欲旺盛，气血也就充盛，这就是"适视养血"的道理。但如果工作时间太长，却会对肝脏造成伤害，"肝为罢极之本"告诉你的就是这个道理。而当你闭上眼睛，肝脏就得到休息了。因此，肝脏就像你身体的一个阀门，当你闭上眼睛或者睡着后，这个阀门就会关小或关上了。这样，由于工作劳累导致的眼睛干涩酸胀、身体困乏疲倦等症状就可以得到有效改善。

　　有不少长寿者尝到了闭目养神的甜头。郭沫若早年留学日本，由于废寝忘食地学习、写作，长期处于紧张状态，时有神经衰弱、心悸头晕等症状出现。于是他在临睡时，孤灯静坐30分钟，以调解身心，从1914年开始坚持到晚年，确有成效。他回忆说："我的身体在同志中还算结实，我的精神在贫困之中也还平定，这和我静坐有一定关系。"

　　除了闭目静坐养神外，让眼睛多晒晒温和的阳光，也可以补充肝阳，疏泄肝气，这种方法尤其适合在冬季、春季练习。在夏秋季节，阳光强烈，最好选择在阳光柔和的早晨和傍晚练习。注意，不要让眼睛直望着太阳。此时把意念放在眼周，想象太阳的能量正在流入你的全身。静坐十分钟，可以让你卸去一身的疲惫、赶走忧郁的心情，然后就可以精神振奋地投入工作和学习了。

　　对于患有失眠症的人来说，虽不能"卧心"，但如能"卧眼"也同样可收到休养效果，因为眼不闭，用目观物，会大量消耗体能。若能"闭目养神"，既使未睡熟，也能得到休养，所以不妨"先卧眼"再慢慢"卧心"。

有的肝病患者在家练习后告诉我说："我每天练习 10 分钟，可感觉作用不大呀，时间长了，又感觉非常辛苦，坚持不下来。"这是为什么呢？因为他们没有掌握好闭目静坐的规则，就是要保持松、静、自然。"松"是精神和身体的放松。精神没有放松，肢体怎能放松呢？肢体放松了，也能促使压力渐渐舒缓下来；"静"是对练习环境的要求；"自然"强调的是姿势、呼吸都要自然。

❦ 健康锦囊 ❦

患有高血压和心脏病的中老年人在醒来"一刹那"，如果立即从卧姿变为立姿，并马上下床活动，是非常危险的。因为这时的思维处于朦胧状态，血液黏稠，脑部急性缺血缺氧，容易跌倒。因此，提倡有心脑血管病变的患者在醒后不要晃动头部，并使身体保持卧姿，闭目养神 3 分钟后再下床活动。

2. 学习老子静心大法

中国文化主静，儒家、佛家、道家都对"静"有很深的感悟：静能生慧，静能开悟，静能正道。宁静而使心定，心定而使思起，思起而使获得。

我来给大家讲一个老子的故事：

孔子的弟子南容，为人谦虚好学，非常喜好养生之道。他认为，国家有道，他就出仕做官；国家无道，他就养生保命。孔子认为，他这样做是非常智慧的，于是将侄女嫁给了南容。

一次，南容拜见老子，向老子求养生之道。老子说：养生之道，在神静心清。神静心清者，洗内心之污垢也。心中之垢，一为物欲，一为知求。去欲去求，则心中坦然；心中坦然，则动静自然。动静自然，则心中无所牵挂，于是乎当卧则卧，当起则起，当行则行，当止则止，外物不能扰其心。故学道之路，内外两除也；得道之人，内外两忘也。内者，心也；外者，物也。内外两除者，内去欲求，外除物诱也；内外两忘者，内忘欲求，外忘物诱也。由除至忘，则内外一体，皆归于自然，于是达于大道矣！如今，汝心中念念不忘学道，亦是欲求也。除去求道之欲，则心中自静；心中清静，则大道可修矣！

听了老子的一番话，南容颇有"听君一席话，胜读十年书"之感，于是向老子求养生之经。老子又说：养生之经，要在自然。动不知所向，止不知所为，随物卷曲，随波而流，动而与阳同德，静而与阴同波。其动若水，其静若镜，其应若响，此乃养生之经也。

老子的这些话，蕴含了一个非常简单的道理，即养生之道，就在于神静心清，说得通俗些，就是要洗掉内心的污垢，这个"心上的污垢"，一个是对物质的欲望，一个是对知见的渴求，如果去除欲望和渴求，心就会坦然了。

❧ 健康锦囊 ❧

《黄帝内经》提倡"志闲而少欲，心安而不惧"，因为减少私心，降低嗜欲，则减轻了不必要的思想负担，有助于神气的清静。古人云：酒色财气四道墙，人人都在里边藏，若能跳出墙外去，不是神仙也寿长。这里再清楚不过地说明：人不要计较钱财的得失，应静心寡欲；人应把精力用在事业上，而不要"争名在朝，争利于市"，应把自己的名利看得轻一些，多做好事，多做贡献。倘若私心太重，欲望太多，达不到目的，就会产生忧愁、悲伤、苦恼，故思虑太多，可伤神致病。

3. 孔子养生箴言

《论语》中记载有这么一句话：君子有三戒。少之时，血气未定，戒之在色；及其壮也，血气方刚，戒之在斗；及其老也，血气既衰，戒之在得。

这句话的意思是说：作为一个君子，有三种事情必须引以为戒：年少的时候，血气还不成熟，切勿沉迷于女色，以免损伤血气；等到壮年，也就是进入中年的时候，五脏机能旺盛，血气方刚，不要与人争斗；进入老年后，由于身体血气渐衰，不可以患得患失，贪得无厌。

从孔子的话里可以看出，人生的每个阶段都必须保养血气。而人体的血气发展是有一定规律的。孔子认为，性欲、物欲、利欲等，都会影响到身体正常的机能，所以一定要对不良的嗜欲进行约束。从字面上看，孔子提出的"三戒"是针对少年、壮年、老年提出的，但这"三戒"对于身处不惑之年的男人们来说，其实更为重要。

如果以血脉来定人的生命节律，则每十年血脉就会出现一次转折。我们看看《黄帝内经》里是怎么说的：

人生十岁，五脏始定，血气已通，其气在下，故好走。二十岁，血气始盛，肌肉方长，故好趋。三十岁，五脏大定，肌肉坚固，血脉盛满，故好步。四十岁，五脏六腑十二经脉，皆大盛以平定，腠理始疏，荣华颓落，发颇斑白，平盛不摇，故好坐。五十岁，肝气始衰，肝叶始薄，胆汁始减，目始不明。六十岁，心气始衰，苦忧悲，血气懈惰，故好卧。七十岁，脾气虚，皮肤枯。八十岁，肺气衰，魄离，故言善误。九十岁，肾气焦，四脏经脉空虚。百岁，五脏皆虚，神气皆去，形骸独居而终矣。

　　人生每隔十年为一个转折点，在外形上，从十岁开始出现走、跑、步、坐、目不明、卧、皮肤枯、言善误、经脉空虚、走向死亡的生理节律，直到百岁，五脏皆衰，血气全无而终。

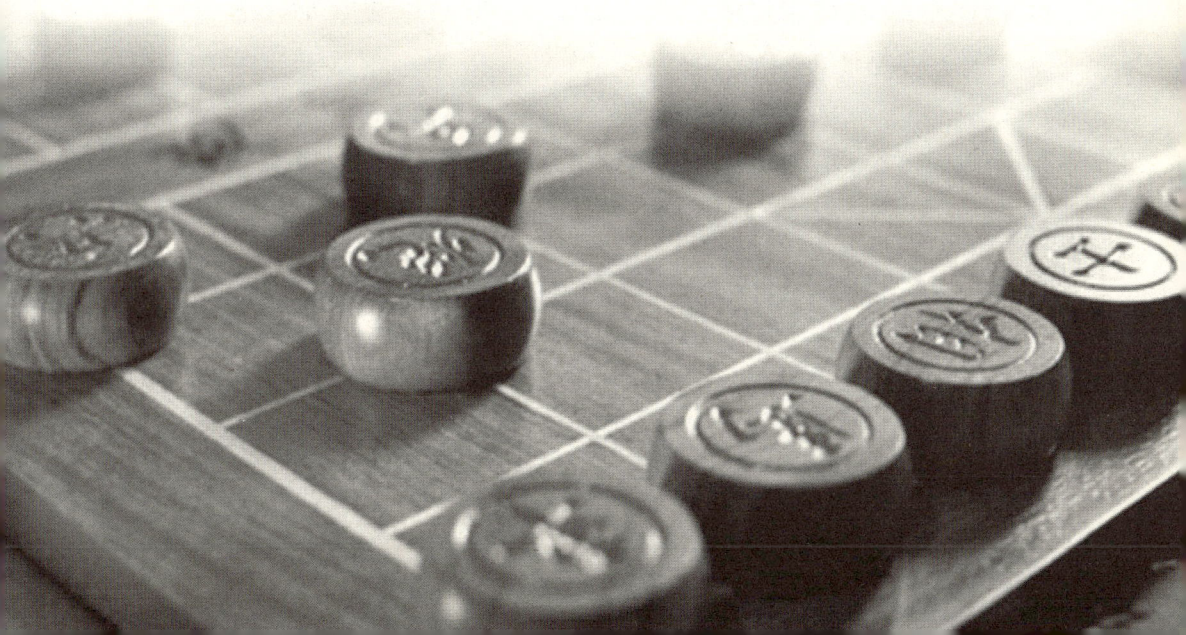

4. 发怒伤和气更伤元气

中国的很多地方都流传着"怒伤肝，喜伤心，悲忧惊恐伤命根""过忧伤身，过喜伤心"等健康谚语。

《内经》说：百病生于气，喜则气缓，悲则气消，寒则气收，热则气泄，恐则气下，忧则气乱，劳则气耗，思则气结，怒则气逆。而人有七情六欲，无论公事私事，他人的事还是自己事，原则上的事和非原则的事，对的事和错的事，大事或小事，都可能不如人愿，让人生气。但是生气并无益于事情的解决，反而伤害了和气，破坏了感情，弄僵了关系。更为恼人的是，因生气带来的不良情绪，严重损害身心健康，造成人体元气的极大损伤。

中医认为，人有七情：喜、怒、忧、悲、思、恐、惊。喜通心，怒通肝，忧通肺，悲、思通脾，恐通肾，惊通心与肝。如果七情太过，就会损伤五脏，即怒伤肝、喜伤心、思伤脾、忧伤肺、恐伤肾，因此有"怒伤肝，喜伤心，悲忧惊恐伤命根"的说法。如果七情不调，疾病就容易侵害人的身心。

中医认为，春天养肝，夏季养心，长夏养脾，秋季养肺，冬季养肾。春季怕怒，因为怒伤肝；夏季不能过喜，要注意防思，过喜伤心，思虑伤脾；秋季养肺，不可悲伤；冬季情绪要稳定。

为什么说"怒伤肝"呢？过度发怒会损伤肝脏的阴血。一个人如果大发雷霆，血液就会往上冲，刹那间脸红脖子粗，旋即血液急迫下降，脸色转为青白。经常发怒的人，常常气得浑身发抖，连话都说不出来。这股怒气郁结在肝里，如果不及时排出来，时间长了，必然会损害肝的健康。

中医认为，怒生于肝，肝气旺的人容易发怒，如《内经》说：大怒则形气绝，而血菀于上，使人薄厥。《老老恒言·戒怒》中则说：人借气以充身，故平日在乎善养。所忌最是怒，怒气一发，则气逆而不顺，窒而不舒，伤我气，即足以伤我身。

由此可见，怒为万恶之源，是情志致病的魁首，发怒会导致人体气血运行紊乱，脏腑功能失调，引起中风、头痛、昏厥、吐血等疾病，严重者还可能因暴怒而断送性命。怒不仅伤肝脏，还伤心、伤胃、伤脑等，从而导致各种疾病，平时爱动肝火、抑郁烦恼的人最容易得动脉硬化、心脏病、癌症等。

因此，保养肝肾一定要学会制怒。怒气有五条出路：第一是把怒气压在心里，生闷气。这样的人发怒时，怒发冲冠，涨红了脸，咬牙切齿，胃部痉挛，甚至昏厥，但没有攻击行为。第二是把怒气发在自己身上，如打骂自己或自我惩罚。第三是无意识地报复发泄，把怒气发泄在不相关的人身上，把他人当成"出气筒"。第四是大发脾气，如大叫、大哭、大闹、大骂，用过激的形式把怒气发泄出去。第五是正常发泄，如受气后哭一场，让怒气消减，这是感情的正常发泄。

❧❧ 健康锦囊 ❧❧

"心刚易怒者易发消渴"，精神刺激及情绪波动可以诱发和加重糖尿病的病情。当大脑受到刺激时，体内发生应激反应，可以导致各种激素（如肾上腺素、去甲肾上腺素等）分泌增加。这些激素的作用与胰岛素恰恰相反，可以使血糖升高，使糖尿病病情加重。因此，糖尿病患者应保持精神愉快才有利于疾病的康复。祖国医学认为"消渴患者……不节喜怒，病虽愈而可复作"，说的也是这个道理。

5. 仁可长寿，德可延年

健康，除了躯体健康、心理健康外，还要加上道德健康。

人们常常咒骂那些不讲道德的人是"短命鬼"。心理学研究表明，常做坏事损害健康。

缺乏道德修养、斤斤计较的人，既要算计别人，又要防备别人对自己暗算或报复，于是终日陷入紧张、愤怒和沮丧的情绪之中，在这种不良情绪的影响下，体内各系统的功能活动失调，免疫功能下降，容易患各种疾病。

道德修养既是做人的根本，又是养生之圭臬，加强道德修养，有益于摄生延年。前人认为养德、养生无二术；积善有功，常存阴德，可以延年。

孙思邈在《千金要方》中记载：性既自善，内外百病悉不自生，祸乱灾害亦无由作，此养性在大经也。说明养德与养生密不可分，养德有利于养生。

道德高尚的人往往都能做到光明磊落，心胸豁达，待人宽厚，行为端正，心身愉悦，从而使人心神安宁，气血调和，阴阳平衡，五脏六腑生理功能正常。

因此，修身养德不仅可以培养高尚情操，塑造美好心灵，提高生活品位，还可以养气、养神，使人精神充沛，形体健壮，形神共荣，健康长寿。

第八章 运动的男人才健壮

"生命幸福在身体，身体健壮在锻炼。"这句质朴的民间谚语，告诉我们"要想身体健，关键要锻炼"。的确，运动锻炼是维护健康长寿必不可少的"投资"，只要善于为生命"投资"，人生就不会轻易"亏本"。

1. 每天慢跑半小时，男人容光焕发

肝主筋，肾主骨，想要保护筋骨，不妨从改变生活方式做起。

古希腊时期，人们就知道了跑步的好处，据说当时流传着这样一句话：如果你想健壮，跑步吧！如果你想健美，跑步吧！如果你想聪明，跑步吧！

有一位名牌大学的医学教授，在学校里教了几年书，50岁时觉得教书没意思，于是下海开了个药店，后来生意红火起来。之后他买了一辆摩托车，天天骑来骑去，很是潇洒，常津津乐道地告诉朋友们他的生意做得如何好。有一天，他的车坏了，老伴儿约他去爬香山，还没爬到1/8的路程，教授就要坐下来歇歇。教授无奈地笑着说，我这腿啊，真的走不动了，老了。

原来事就坏在他的摩托车上，天天以车代步，双腿的走路功能退化了。而他的很多同龄同事都是健步如飞，还时常跳个舞，生活得特别自在。于是我调侃他，您自己虽然是医学教授，却还是忽视了自己的健康啊。

经常进行健走、慢跑、爬楼梯等最简单的运动，以及跳舞、踢足球、打网球等，能舒筋活血，强健筋骨。

慢跑是一种轻松愉快的运动，我们可以称慢跑为"健康跑"，是愈来愈受人们喜爱的一种运动形式。它的健身作用明显，被誉为"最完美的运动之一"。慢跑不受场地限制，简便易行，老少皆宜，在国外是最受欢迎的大众健身项目之一。

中医认为，慢跑养生的主要作用有二：一是疏通气血，调养精神。由于人的精神活动有赖于正常的气血流通，而跑步不仅促进机体的气血运行，还能给人带来强壮的形体，使人保持旺盛的精神状态；二是强壮筋骨，调养脏腑。跑步能减少由于运动不足引起的肌肉萎缩，使肌肉健壮，能增强心肺功能，使人气血调和，筋骨强健。机体的运动必须依靠脏腑与组织间功能的协调配合。人体筋、骨、肌肉等组织是运动的主体，脏腑的功能则是运动的策动者，所以经常练习慢跑既可舒筋、壮肌、健骨，又能锻炼和加强脏腑的功能。例如，慢跑时吸入的氧气比平时多8倍，能显著增强心肺功能，促进新陈代谢，继而促进消化；防治便秘和消化不良，改善睡眠障碍，增强体质。

慢跑前，应先做几分钟准备活动，使全身筋骨松弛。开始慢跑时，应尽量跑得慢一些，当身体各关节、韧带及肌肉协调后，方可增加运动速度和强度。

慢跑的正确姿势是两手微握拳，上臂和前臂弯曲呈90度角，两臂前后自然摆动，上身略向前倾，尽量放松全身肌肉，两脚落地要轻，宜前脚掌先着地，防止身体受到太大的震动。慢跑时最好用鼻呼吸，做到呼吸深、长、细、缓，呼吸频率与步伐协调一致。一般是两步一吸，两步一呼或三步一吸，三步一呼。此外，要全身心放松，面带微笑，意守丹田。

慢跑结束后不宜马上停下来，应缓慢步行并做深呼吸，让全身肌肉缓缓放松；或原地踏步做些放松活动，逐渐恢复到安静状态。然后再换下衣服，最好洗个温水澡，睡前用温水洗脚。长此以往，方能改善体质，除病消痛，增强抵抗力。

刚参加慢跑锻炼或体质较差的中老年男性，开始可以慢跑与走路交替进行，然后再逐渐增加慢跑距离，切忌急于求成。

2. 太极拳，以静制动防治慢性病

"外练筋骨皮，内练一口气"，气被视为人体生命之源。太极拳集技艺、养生、哲理于一体，在松静自然的动作中，使气沉丹田；深、长、匀、细地呼吸，以虚灵之心，养刚中之气，达到培本养元的目的。太极拳讲究宽和顺遂，"舍己从人"，不逞强斗狠，把人生修为融贯于悠悠运动之中，陶冶人的性情，把心理平衡、延年益寿、生活情趣融为一体，从而促进身心健康。

太极拳有一个显著的特点，就是以静制动。虽然动作舒缓柔和，其实静中有动，柔中带刚，迟缓中有爆发，灵活中藏力量。首先，打太极拳时应全神贯注，注意力高度集中；眼随手转，步随身换，动作圆滑、连贯、稳健、协调，动中取静，有利于身体放松。其次，打太极拳有助于延缓肌力衰退，保持和改善关节的灵活性。

一般而言，中老年人怕摔倒，摔倒后轻者可能骨折，重者可能中风。因为随着年龄增长，骨骼老化，肌腱与韧带的弹性也相应变差。通过太极拳锻炼，可以有效提高老年人脊柱的活动能力，大大强化中老年人的双腿自稳力，防止摔倒和骨折。练太极拳还能预防高血压、动脉硬化、肺气肿等慢性病，促进消化吸收功能，有助于心脑血管系统、呼吸系统及消化系统的健康。此外，太极拳动作缓慢柔和，可使肌肉有节奏地舒缩，能调节大脑皮质和自主神经功能。总之，太极拳是非常适合中老年人的一种锻炼项目。

太极拳要求以慢动作为主。这种"慢"的运动方式有两大好处：第一，"慢"与"柔"密切配合，能调和呼吸；第二，"慢"可以节省体力消耗，是健脑强身的有效方法。

案例

老李是一名有心脏病家族史的太极拳爱好者，从小父母就担心他会突发心脏病，不让他参加任何剧烈的体育活动。自从中学体育课上接触了太极拳之后，他就爱上了这个"缓慢"的运动，练习后不仅没有出现心脏不适，而且身体也不再因为缺乏锻炼而多病了。现在他已年近50岁，没有突发过心脏病，血压、血脂等都很正常。所以说，太极拳是一种不会增加心脏负荷的运动。

3. 五禽戏，神医华佗的长寿方

"五禽戏"主要是模仿虎扑动前肢、熊伏倒站起、鹿伸转头颈、猿脚尖纵跳、鹤展翅飞翔的动作。通过模仿这五种动物的动作，不仅能锻炼四肢的筋骨，而且还能使五脏六腑得到全方位的运动。

中国自古就有一句话叫"药补不如食补，食补不如动补"，华佗的"五禽戏"正是一种取法自然的古老的仿生运动。

仿生运动的根据是某些动物不患某些病，某些动物的某种生理功能很强，所以模仿这些动物的动作可以达到强化人体某些生理功能的作用。爬行动物没有痔疮、肩周炎、下肢静脉曲张、脊椎病等，飞鸟的心肺功能比较好，熊的腰背强壮等，人就可以模仿这些动物的相应动作来健身，预防和减少以上疾病的发生。据说华佗的学生吴普常年练习五禽戏，活到90多岁时依然耳不聋，眼不花，牙齿完好，饮食不减。

案例 贺女士，57岁，某机关单位离休干部，患有心绞痛、关节炎、胃溃疡、下肢静脉曲张等疾病，10年前因车祸头部受伤，留下后遗症，头不能转动。学华佗五禽戏不但心绞痛好了，而且其他病也好了，学虎势站桩功第二天能乘地铁了。患者自称为"奇迹"，现在已成为华佗五禽戏优秀辅导员。

五禽戏具有独特的风格，由于它是模仿禽兽动作进行锻炼，所以既要形似，更要神似，才能起到治病强身作用。练熊戏时要在沉稳之中将熊剽悍之性表现出来，练虎戏时要表现出虎威武勇猛之神态，练猿戏时要仿效猿敏捷灵活之性，练鹿戏时要体现其静温怡然之态，练鹤戏时要表现其展翅凌云之势，如此方可融形神为一体，达到祛病延年的目的。五禽戏的功能为：虎功固纳肾气，熊功增强胃气，鹤功扩张肺气，鹿功舒布肝气，猿功增强心脏及全身机能。

五禽戏的五套术式可分开来锻炼，一次练一戏，或五套都练。但不管采用哪一戏，都应当注意调息、调身、调心。

调息，即注意呼吸的调节。呼吸要自然平静，采用腹式呼吸，呼吸时腹部随之起伏，呼吸均匀和缓。用鼻吸气，用口呼气；口唇轻合，舌尖轻抵上腭。

调身，即形体的调节。全身都要放松，两膝微屈，两手自然下垂于大腿两侧，两目睁开，平视前方。

调心，要排除杂念，保持情绪轻松乐观，精神专注。

∽ 健康锦囊 ∽

五禽戏有以模仿"五禽"动作为主者，有着重"内气"锻炼者，也有着重练"动"或练"静"者。在锻炼的目的上，有以治病养生为主者，也有以壮力强身为主者，所以应考虑其养生、治病、强身效果的优劣，不必拘泥是否为华佗嫡传。

4. 八段锦，参透中医养生精华

白领们由于每天工作紧张、缺乏锻炼，经常会感到四肢无力、腰酸背痛、精神不佳，如果用八段锦作为工间操，必定让你工作效率大大提高，精神为之大振！

八段锦是我国古代动静结合功法中较有代表性的套路，是古人编导的八种不同的体操动作，是通过运动肢体，调节精神而祛病强身的一种保健疗法，其最早见于明代朱权所编著的《活人心法》。"八段"指其动作共有八节；"锦"本义是指用各种颜色的细丝纺织成的美丽的丝织品，如宋锦、云锦、蜀锦等。由于"锦"的色泽绚丽灿烂，花纹精致古雅，因此人们常用"锦"来形容美好的事物。古人把"锦"的含义延伸扩展后，将经过精心选编的，由不同动作组成的体操也比作"锦"，故有"八段锦"之由来。

八段锦起源于古代导引术，此法并非简单的肢体活动，而是包括意念和有节奏的呼吸在内的一种全身心的健身运动。八段锦疗法在宋代就已相当普及，文臣武将、布衣百姓，都能操习演练。

中医认为，人是一个有机的整体，人体表里和上下有着十分密切的联系。八段锦通过肢体的伸展、曲屈和肌肉的舒展、收缩，起到疏通经络、促进脏腑气血运行、强身健体、祛病延年的功效。

现代研究表明，八段锦锻炼具有灵活颈肩、腰膝等关节，加强臂力和下肢肌力，发达胸部肌肉群，防治脊柱后突和圆背等不良姿势等优点。在锻炼中，由于四肢和躯干的伸展、收缩运动了肌肉，使胸腔内压力不断变化，从而改善血液循环，促进呼吸和气体交换；还可增进胃肠蠕动，提高消化系统功能，治疗胃肠功能紊乱、腹泻、便秘等疾病。八段锦对内脏具有明显的自我按摩和调理作用，能提高人体抗病能力。

健康锦囊

由少到多是八段锦锻炼的重要原则。随着锻炼时间的延长，可逐渐增加每节动作的重复次数。一般每节动作可以做 4~20 次，每天可练整套动作 1~2 次，练到微微汗出即可。

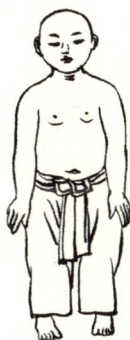

预备式

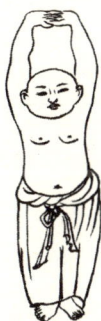

两手托天理三焦

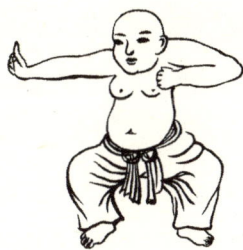

左右开弓似射雕

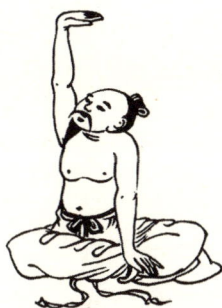

调理脾胃单臂举

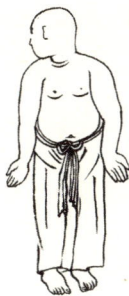

五劳七伤往后瞧

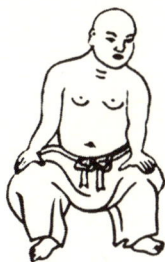

摇头摆尾去心火

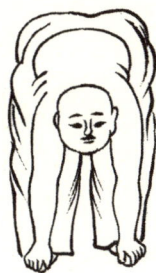

两手攀足固肾腰

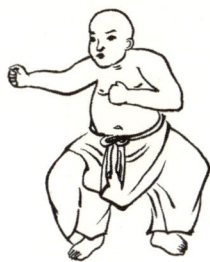

攒拳怒目增气力

5. 万动不如一静，万练不如一站

气既是生命活动的动力，又是脏腑生理功能的基础，所以，气机的流畅通调是人体脏腑、营卫、血脉进行正常功能活动必不可少的条件。

肝是人体的刚脏，精神受到外来刺激时，若肝气太过，可使人急躁发怒；若肝气不足，则使人易惊。肾是人体的火力发动机，是五脏六腑的根本，而且肾功能关系到骨髓和脑的功能。肾气壮盛，则人体精力充沛，活动轻劲多力；同时，脑力活动亦精巧灵敏。反之，肾气不足，不但可产生腰脊酸痛、肢体无力等症，而且还可引起健忘失眠、头晕耳鸣等问题。治疗这些疾病，就须以补肾益精为主，兼治他脏。肾气恢复，脏腑功能增强，各种疾病症状也就自然消失了。

你知道吗，有一种人人能学，人人能练的简单补气法叫养生桩，也叫站桩。有一句俗话说得好，"要把骨髓洗，先从站桩起"。顾名思义，它是为养生而设立的桩法。站养生桩，可调动全身气机，促进气血流通，从而达到养生健身、强筋壮骨之目的，对于多种慢性病均有良好的辅助治疗作用。

有的读者曾经问我，老师，你说的站桩不就是蹲马步吗？我也会呀。蹲马步也有这么大的效果？

我说，站桩的姿势有很多种，蹲马步是站桩的一种。站桩的方法简单，而且练功时间可自行掌握，一般由 5 分钟开始，最多到 1 小时，所以男女老幼均可根据自己的身体情况，随时随地进行锻炼。

人体具有一定的自我保护能力，能够产生抗体，抵抗外来的敌人，比如病毒、细菌等。但人体这种抗病能力是因人而异的，即使在同一人身上，也会因时因地而异。当这种抗体对外来敌人的反应迟缓而无力时，那些侵入伤口，或隐藏在身体里面的病菌，便会长驱直入；反之，如果抗体的反应是迅速而有效的，那些外来的敌人便会很快被歼灭，而身体也就可以安然无恙。

《黄帝内经·素问》曰："提挈天地，把握阴阳，呼吸精气，独立守神，骨肉若一，故能寿敝天地，无有终时。此其道生。"练站桩时，两腿弯曲，双目微闭，舌抵上腭，两臂前伸，做抱球状。上身的肩、臂、胸、背保持放松，而下身的脚、腿、臀部、腹部、腰部的肌肉随呼吸进行松紧运动：吸气时，脚跟着力，下身肌肉收缩，呼气时脚趾着力，下身肌肉放松。这种上松下紧的运动，开始时每次练习十几次，随后可逐渐增加到几十次、几百次。

❀ **健康锦囊** ❀

站桩时曲肘抬臂、屈膝下蹲，身体重心下降，使肾精变得充实；同时，心肺之气下降，肝肾之气上升，元气充满以后，人就会身强力壮，具有抵抗疾病的能力。

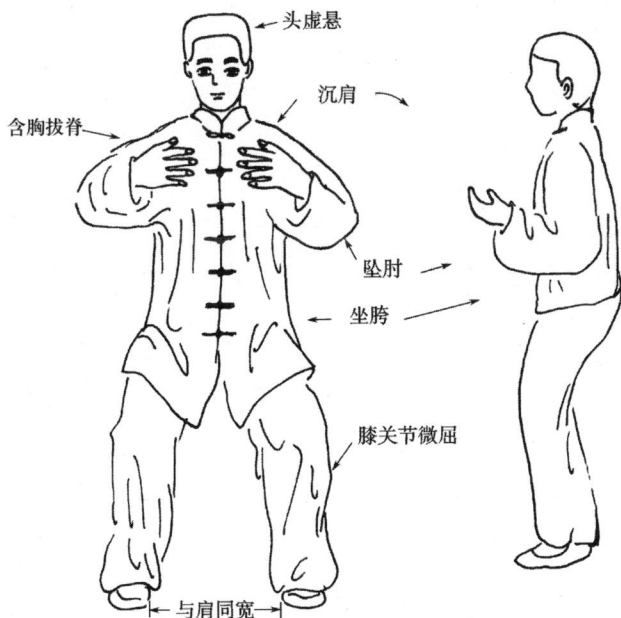

第九章 养好肝肾少生病

肝肾功能不好常是一些疾病发生之因，反过来，这些疾病又进一步削弱肝肾之功能。因此，养好肝肾，是治病求本的最好方法。

1. 肝肾不好，皮肤病来找

　　我的学生把他的哥哥带过来，让我给诊治一下。他的哥哥，在一家房地产公司上班，虽然刚三十多岁，却脸色发黄，面色晦暗，没有光泽，皮肤粗糙，双脸颊还有褐色斑点，眼周比较明显，而且皮肤经常有瘙痒症状，经常性地冒出一些小痘痘，整个人看起来没精神。据他自己说，开始时以为是装修新买的房子导致了过敏，可能过几天会好起来，所以没理会。没想到后来症状越来越严重，整个一副"花脸猫"形象；时间一长，身体也经常出现困倦、疲乏等不适，每天情绪低落，对什么都不感兴趣，低着头走路，都不愿见人，弄得心情非常不好。

　　经诊断，这不是单纯性的皮肤过敏，而是肝脏不适引起的皮肤病。或许皮肤病在很多人看来只不过是表面问题而已，但皮肤作为人体最大的组织，却像一面镜子，反映着内脏的情况，很多肝脏疾病都可以从皮肤上表现出来。这位患者脸色晦暗发黄是肝内胆汁淤积，肝内或肝外胆道梗阻所致；脸上那些斑点是肝脏病变引起黑色素代谢障碍所致；当然，这和他的工作有很大关系，经常应酬，必然喝酒、吸烟、熬夜。

　　中医认为任何肝脏的原发病，都可引起皮肤基本结构和功能改变。中医认为肝主疏泄、主藏血，在体合筋，其华在爪，在窍为目，在志为怒，在液为泪。肝气具有疏通、畅达全身气机，促进气血津液运行输布，促进胆汁分泌排泄，以及调畅情志等作用。因此，我们能通过仔细地诊察体表的各种征象来窥斑知豹。

　　我建议他生活起居要规律，除保证充足的睡眠以外，还应该注意尽量多卧床休息。有研究表明，卧床时肝脏的血流量要比站立时增加40%。肝脏的血流量丰富，那么身体所需营养也就丰富，可促进肝功能恢复。另外，我建议他进行适量的运动锻炼；饮食注意清淡，避免油腻；同时调整情绪，平和心态；再配合中医的养生疗法，每天敲胆经，按摩肝经，推腹，跪膝，三个月后情况就会慢慢好转。

这个病例告诉我们：人们应该随时注意观察皮肤的变化，以便及时了解自己的健康状况。

❧ 健康锦囊 ❧

人体皮肤具有保护、调节、吸收、分泌与排泄等生理功能。正常情况下，面部皮肤白天会产生多余的油脂，以保护皮肤局部不受温度变化、灰尘和微生物的伤害，减少紫外线和污染物引起的皮肤氧化；晚上，皮肤通过"呼吸"排出代谢产物，并修复自身受到的损害。因此，面部皮肤可以透露出很多健康秘密。比如：油腻的红鼻头，静脉显露，提示身体可能患有高血压、心脏病和肝脏疾病；皮肤发黄可能是肝脏和脾脏疾病的信号；嘴角出现裂纹，提示维生素 B 缺乏或消化系统疾病；皮肤极度干燥，表明饮食中可能缺乏必需脂肪酸，需要及时调整饮食；皮肤过早老化，多半是在阳光下暴露过久或长期吸烟所致。

2. 酒精肝和脂肪肝，吞噬健康的无声杀手

　　脂肪肝的发生与人们的生活习惯和饮食结构有着密切联系。近年来，脂肪肝患者不断增多，尤其是每年春节长假过后，由于饮食不加节制、饮酒过量，很容易导致病情加重。肝就像大自然中的树一样，树枝和树叶必须是张开的，如果把它捆得很紧，它会很快枯死。我们身体里堆积的脂肪会把"树枝"与"树叶"捆在一起，肝脏被捆住了，自然就不能正常地排毒和代谢了，这就形成了脂肪肝。

> **案例**
>
> 　　40岁的刘先生是某事业单位的正处级干部，平日里搞接待，他是饭桌上的主力，一日三餐中有三分之二是饭局，他还把酒当成了联络情感的方式。但是最近半年来他的身体出现了容易疲劳，四肢乏力，右肩背酸痛发胀，无缘无故感觉头晕，肝区不适，大便忽干忽稀等症状。刘先生都不能正常工作了，没办法这才到医院就诊。医生详细询问了他以前的健康情况、饮食与生活习惯后告知，这种情况大多是酒精性脂肪肝，最好戒酒并接受治疗。

　　像刘先生这种情况，我建议从控制饮食、加强体育锻炼、合理用药三方面来调理。首先要重视舒缓情志，心身并治，保持一颗"平常心"；平时饮食宜清淡，多锻炼，限制烟酒等；同时有选择性地服用降脂和去脂的药物，比如中药茵陈、何首乌、泽泻、丹参、山楂、柴胡、草决明、大黄、枸杞、灵芝等。

　　另外，荤多素少，不吃早餐，偏爱夜宵的饮食习惯，也容易使肝脏出问题。人在夜间吃东西后由于缺乏运动，容易使营养不吸收；而早上不吃东西，又会

因白天工作量大而造成营养不良，所以不少人既有脂肪肝又有营养不良。如果脂肪肝患者能持之以恒调节饮食，并进行适当运动，肝功能是可以恢复正常的。

脂肪肝已成为仅次于病毒性肝炎的第二大肝病。更令人担忧的是，脂肪肝已成为中青年人的常见病之一，患病年龄多在 30 ~ 40 岁；特别是中青年上班族，更成为脂肪肝的"重灾区"；某些相关职业，如白领、出租车司机、职业经理人、个体业主、政府官员、高级知识分子等患病率较高。脂肪肝是脂肪在肝细胞内过多积聚造成的，这种病变是肝脏对损伤产生的最常见反应。

健康锦囊

营养过剩及肥胖者，要减少饮食的热量摄入；营养不良者应补充蛋白质、维生素，并消除导致营养不良的各种因素；常食降脂的食品，如玉米、海带、紫菜、大蒜、苹果、牛奶、洋葱、甘蔗、胡萝卜、山楂、木耳、冬瓜等；饭应少吃，晚睡前切忌加餐。

适当锻炼，可进行游泳、慢跑等有氧运动，每周 3 ~ 5 次，每次可持续 20 ~ 30 分钟，重要的是持之以恒。运动要循序渐进，从小运动量开始，逐渐加大。体重不易骤降，如果一个月内体重降得过快，反而会加重脂肪肝。切忌酗酒，酗酒及酒精性脂肪肝者要先戒酒，同时配合保肝治疗。

3. 尿路感染给男人带来的难堪

现实生活中，与女性相比，男性在家庭和社会中扮演更为重要的角色。但遗憾的是，男性生活质量要比女性低，他们当中的多数人长时间从事脑力、体力工作，使得自己的体力、精力严重透支，抗病能力下降，出现不同程度的尿路感染、头晕失眠等症状。

39岁的黄先生，是一家贸易公司高级主管，一向给人以"拼命三郎"的印象，精力充沛，经常出差应酬，是一个酒不离口、烟不离手的"事业男"。但最近一段时间，尤其是应酬或驾车的时候，他常常觉得提不起精神，膀胱胀痛，尿急尿频，这给工作和生活带来很大困扰。后来经过检查，黄先生才知道患上了尿路感染。

应酬多、长期吸烟、饮酒、久坐等不良生活习惯都很容易引发或加重尿路感染，从而引发全身或身体局部症状。因此，日常生活中人们要注意养成良好的工作生活习惯，烟酒要适度，尽量少熬夜，避免久坐或长时间驾车，同时进行适当锻炼，增强身体抵抗力。长时间久坐、憋尿，会造成局部压迫，导致尿路充血，尿道不能及时将有害细菌清除；如果遇上外界气温回暖，大量细菌在尿路滋生聚集，就更容易引发尿路感染。因此，我们建议黄先生应重视个人卫生，劳逸结合，充分饮水，及时排尿，避免细菌在尿路集聚繁殖。而在药物治疗方面，中药具有养治结合的特点，能较快改善尿频、尿急、尿痛等尿路刺激症状。我们给黄先生选用黄芪、党参、白术、熟地黄、枸杞子、山茱萸、女贞子等补益脾肾之品以提高他的免疫功能，适当吃点中成药三金片来清热解毒，利湿通淋，活血化瘀。同时，建议黄先生在尿路感染治愈后，再多服1个疗程的药，因为尿路感染易反复，巩固1周后再停药，方可做到健康永久。

　　小康第一次远途旅行，之前没有坐长途汽车的经验。从广州到阳朔，颠簸了8个小时，为了不频繁上厕所，他硬是一口水没喝，一次厕所没上。有时候，我们身边还真有忘记解手这种例子，小袁的舍友们利用国庆长假提前进行毕业旅行，四个男生在风景区玩得不亦乐乎，机动游戏区更是让他们尖叫不已。兴奋与激动占据了他们的神经，居然一整天下来都没上过洗手间，原来是忘记解手了。

　　长时间憋尿，长时间不喝水，这些是年轻人旅行过程中最常见的情况，而尿路感染往往青睐于这些人。结果是旅游还没结束，身体就出现了尿频、尿急、尿痛等症状，不仅影响了游玩的心情，痛苦难堪，严重者甚至会患上急性尿路感染。

　　憋尿属于一种有损健康的行为。尿液长时间憋在体内，容易滋生细菌；膀胱满盈，压力增高，尿液会逆流而上至输尿管，若已有细菌侵入，便会将细菌送到更上游的位置，引发肾盂肾炎。

　　一般出门旅行都会选择春暖花开的时节，不管是坐车还是徒步，人体往往容易缺失水分，户外活动特别容易耗损人体能量。如果这期间不能保证睡眠和营养的充足，加之不及时补充水分，不及时排解体内尿液，往往容易因为体质变弱而发生生殖系统感染和泌尿系统感染。

尿路感染方

　　通草3克，瞿麦10克，车前草15克，萹蓄10克，滑石10克，山栀10克，大黄6克（后入），生甘草6克，石韦15克，蒲公英30克，水煎服。这些清热利湿中药具有良好的抗菌作用，对尿路感染会有很好的疗效，可在医师指导下应用。

4. 脱发让男人未到中年发已疏

我有一个邻居,不知道什么原因,前年春天开始,头顶的头发大片大片地掉。他和家里人很是着急,于是奔走各大医院,为此花了不少钱,可是就是没有明显效果。根据他的病情,我建议他用中药调理。他脱发的主要外因是工作压力大,精神过度紧张;内在原因是肝肾不足,气血虚弱,以致毛囊失去养分,从而导致脱发。

中医理论认为,肾为先天之本,其华在发。脱发主要与肾虚、血虚、肝郁、湿热等有关。加上现代男性所承受的工作、生活压力比以往大,这不但容易导致情绪不稳,更会使头皮的油脂分泌变得异常旺盛,从而产生头皮多和脱发的问题。

我的邻居属于寒性体质,体表温度低,手脚冰凉。所以我建议他每天晚上饭后锻炼一个半小时,促进血液循环;晚上十一点前睡觉,让内脏得到休息;饮食上注意增加粗纤维,帮助肠胃蠕动,补充矿物质。另外,用骨碎补酊外擦脱发处,或将生姜切成小片,烤热后擦患处,适当吃点生发丸,慢慢就能改善脱发现象。

常用护发保健食品有黄豆芽、大蒜、南瓜子、葵花子、带鱼、黄瓜等。此外,要保持精神愉快,心情舒畅;避免过度进行脑力劳动,并常参加体育活动;讲究卫生,保持头部清洁;这些方法对防治脱发大有益处。

不要将洗发水直接涂在头发上,否则会损伤头皮;也不要用太烫的水洗发,40℃左右最好;要选用优质的洗发液,边洗边按摩,洗完后用易吸水的毛巾轻拍头发,不要用力搓揉;尽量不用吹风机,头发自然风干最好。

注意合理饮食,平时多吃富含维生素 A、铁、钙等营养元素的食物,如牛奶、水果、蔬菜、黑芝麻、黑豆、蛋、鱼、瘦肉和家禽等。

不要过度暴晒，应减少紫外线对头发的直接伤害；染发、烫发次数也不宜过多，否则不仅会影响头发生长，还会损伤毛囊，导致脱发；还要避免电脑辐射，在电脑旁每工作半小时，就应暂时休息片刻。

有调查表明，经常吃麻辣火锅、油腻食物或调味过重的料理，对头发生长非常不利，甚至直接造成脱发。

经常按摩头部，每天早、中、晚分3次按摩太阳穴和百会穴，同时用食指、中指沿额角和头部正中线由前向后梳理头皮，可促进新陈代谢，有利于新发再生。

❧ 健康锦囊 ❧

头发会随季节的变化生长或脱落。一般来说，秋天脱发会比春夏严重，这主要是因为秋天天气突然转冷，毛发部位的血管也会突然收缩，皮脂分泌减少，头皮干燥，头发缺乏营养，从而造成头发脱落。另外，从头发生长和脱落的周期来讲，春天人体处于阳气生发阶段，头发处于生长旺盛阶段。经历了春夏两季，一些头发也已到了生长末期，也就是脱落的时候。所以，秋天脱发现象会相对比较明显。

5. 便秘让男人内毒越积越多

现代社会,由于社会老龄化,饮食过于精细,生活节奏加快、滥用排毒产品等原因,便秘患者越来越多。生活中很多便秘患者常常会自己瞎买药吃,比如喝什么常润茶、肠清茶、果导素等。殊不知便秘症状是隐形的肠道杀手,乱吃药可能暂时解决燃眉之急,但不是长久之计。

便秘的发生,除因大肠本身功能失职外,脾、胃、肾、肺诸脏功能紊乱,都能引起肠道传导失常,而形成便秘。近年来,临床上气虚型便秘患者越来越多见。

由于人们生活方式和生存环境的不断变化,气虚体质者人数有所增加。都市人的生活方式正日渐与自然界脱节,工作方式以脑力活动为主,生存环境也逐渐趋向于室内,缺乏运动,久而久之就损伤了阳气,进而可导致便秘。

思虑过度也是一大致病因素,都市人的工作压力日趋增大,思虑、抑郁也随之增加。思虑、忧愁会损伤脾胃,导致中气不足。此外,过多食用生冷食物以及寒性水果,都可能会导致气虚。

气虚型便秘患者多表现为面白神疲,肢倦懒言,舌淡苔白,脉弱,不喜运动,动则汗出,虽有便意但临厕便难。气虚型便秘患者平常膳食可多用温补药材(如北芪、党参等)煲汤,适当进行体育锻炼,使气血通畅,排便自然顺利。

这里有便秘妙方可供借鉴参考:

早上 6:30 ~ 7:30,自然醒后,揉腹 10 分钟。方法如下:

围绕脐周,双手掌叠加,顺时针揉腹,试想手掌根部带动肠道蠕动,而不是双手掌仅仅在肚皮上滑动。

7:30 ~ 7:45,如厕 15 分钟,不管是否有便意,都要如厕。如厕时,不要去想其他事情，就想着大便从远处肠道一点一点地开始往下走，直走到肛门口。

早餐要注意杂粮的摄入，如燕麦粥、红薯粥、杂粮馒头等。每日早晨喝一杯蔬菜汁或水果汁（300 ~ 500ml）；如果早晨没喝，就要晚上补喝，晚餐必须保证有充足的蔬菜摄入。

每晚睡前，两脚自然分开，与肩等宽，两手自然下垂，放于身体两侧，或者双掌相叠置于下腹部，全身放松，先缓慢深吸气，同时腹部向内收缩，并做肛门上提动作；再缓慢呼气，腹部向外隆起，肛门放松，如此一吸一呼，一提一降，每日 30 次。

通过一两个月的坚持，就能形成良好的排便习惯，便秘就会基本消失。

❧ 健康锦囊 ❧

从事久坐、久站工作的人，应该积极参加体育活动，经常进行提肛运动，每日 1 ~ 2 次，每次 3 ~ 5 分钟，从而促进血液循环，调和人体气血，促进肠道蠕动，由此可以预防便秘引起的肛裂或痔疮。

6. 前列腺疾病，男性健康杀手

现代社会，许多男性朋友被前列腺疾病所困扰。王涛主要从事 IT 行业的软件编程工作，经常加班至深夜，常常感到精神乏力，体力不支。一次他发现自己的小便中有白色液体溢出，便去了医院，经过诊查，他原来是患上了前列腺炎。

前列腺炎患者可有尿频、尿急、尿痛、尿不尽、尿等待，或大便后滴白等排尿异常症状，可伴腰骶部疼痛、下腹部坠胀疼痛，会阴、睾丸、大腿内侧等部位疼痛不适，以及失眠、健忘等自主神经紊乱症状，可能对男性的性功能和生育功能造成一定影响，该病常见于青壮年男性。饮酒过度、微生物感染、性生活异常、会阴部受压等都可导致前列腺炎，所以要及时治疗。

中医里没有前列腺之说，但从功能来看，前列腺应属于肾的"精室"范畴，故中医称前列腺疾病为肾阴虚、肾阳虚，归属于中医淋证范畴。中医认为虚火加湿热是前列腺炎的主要病因。

王涛这种症状是因外感热毒，蕴结不散，流注下焦，气血壅滞，经脉阻隔，膀胱气化不利所致，所以不建议他吃药。只要保证健康的生活方式，好好调养，就能缓解症状，避免病情发展。酗酒、吃刺激性食物等易使湿热内生，引发前列腺炎；感冒、着凉也有可能引发前列腺疾病。因而，王涛要注意忌酒、忌辛辣食物，同时多做运动，以提高身体抵抗力，避免感冒着凉，这对预防前列腺疾病是非常必要的。

中医一向很讲究食补，保护前列腺也不例外。中医认为，肾藏精，其与生殖有关，也与膀胱、排尿有关，所以吃些补肾之品对前列腺很有好处。南瓜子、核桃仁均是补肾佳品，南瓜子还能利尿，核桃仁有润肠功效，所以中老年男性，应适当多吃点南瓜子和核桃仁，以补肾气之不足。此外，近些年来，不少治疗前列腺疾病的药物中都添加有花粉提取物，男性可以适当吃点花粉，尤其是油菜花粉和裸麦花粉。由于蜂蜜中含有花粉精华，所以没有糖尿病的男性，适当吃些蜂蜜也能有效保护前列腺。

男人就像一辆车，要开也要修；男人的前列腺也一样，不仅要用，还要定期"保养"。记得适时起身走一走、动一动，尽量避免久坐、熬夜、酗酒等不良生活方式；注意个人卫生，经常清洗下身；性生活要有规律且适度，做到"洁身自爱"，这些措施对调治该病都大有裨益。此外，明智的男人知道孰轻孰重，为了前列腺的健康，对娱乐方式要精挑细选。

如果是不规律的生活习惯导致的前列腺炎，我们也可以适当地吃一些中药来调理。中药在前列腺炎，尤其是慢性前列腺炎的治疗上发挥着重要作用。

肾阳不足型

症见小便淋涩挟精，畏寒，腰膝酸冷，阳痿，早泄，舌质淡胖，脉沉弱；治宜温肾补阳；方选金匮肾气丸加减：制附片10克，菟丝子10克，仙灵脾10克，杜仲10克，黄精10克，当归14克，山药15克，茯苓24克。每日1剂，水煎服。

肝肾阴虚型

症见尿道口常有白浊，会阴坠胀，腰膝酸软，潮热盗汗，舌红少苔，脉细数；治宜滋肝肾，清泄相火；方选知柏地黄汤加减：知母15克，黄柏10克，生地黄30克，泽泻15克，丹皮15克，茯苓30克，制首乌15克，黄精15克，勾藤10克，丹参15克。每日1剂，水煎服。

前列腺炎易反复发作，因而在治疗过程中首先要树立战胜疾病的信心。前列腺炎并不是不治之症，只是病程较长且容易复发而已，只要综合治疗是能够根治的。

❧ 健康锦囊 ❧

前列腺炎与性病是完全不同的两种疾病。性病是特异性感染，属于传染性疾病。比如淋病，病人尿道口会有分泌物，而前列腺炎在尿道口没有分泌物，只是有相关症状。前列腺炎是非特异性疾病，不会直接对女方造成危害。前列腺是性腺的一部分，慢性前列腺炎病人可以过正常的性生活，但是性生活的质量会受前列腺炎的影响。前列腺炎不会使男性失去性能力，不过在某种程度上会影响精子的成活率，对生殖能力有一定影响，但不会产生其他恶变。

临床发现，多吃苹果可以起到调理前列腺炎的作用，可减轻慢性前列腺炎症状，减少复发。这主要是因为苹果中锌的含量非常高，而锌是前列腺内的重要抗病元素。

第十章 养好肝肾，男人从容面对更年期

中年时期是男性最成熟，最有魅力的阶段，人们常说"三十的男人是精品，四十的男人是极品"，就是对这个阶段男人的褒奖。但是，面对年龄的增长，更年期的男人常会在心中产生忧虑和恐慌。男性更年期的年龄各不相同，目前约有40%的男性在40～70岁时会经历男性更年期的临床症状。

其实，如果男人们了解了自己中年后的生理特征，有针对性地采取各种保健方法，完全可以潇洒地度过更年期。

1. 更年期护肝肾，平稳度过多事之秋

更年期不只是女性的"专利"，男人同样会出现更年期。研究发现，男性往往从 40 岁左右开始发生更年期现象，60 岁以后呈现高发态势，但并非每位男性都会经历。据统计，接近 40％的 40 ~ 70 岁男性会出现更年期症状，但部分男性终身没有明显的更年期症状。每个男性的更年期症状不尽相同，症状多而复杂，如疲乏、精力不集中、记忆力减退、睡眠减少，对周围的事物提不起兴趣、工作能力下降等。有些患者还感到头晕心慌、四肢发凉，有说不清部位的疼痛，体检却没有异常发现。抑郁、焦虑、易怒、神经质也比较常见，常常影响患者与家人或同事的关系。对于这些情况，除了要关心他们的生活起居之外，还应以中医理论为指导，结合更年期男性的生理特点，进行一些必要的调补。总体而言，对于更年期男性的调补原则是"阴阳双补"。

男性进入更年期阶段，要保证全面的营养，应常吃鱼、肉以补充氨基酸；山药、芝麻、豆豉等对前列腺有益，富含维生素 C 的食品对骨骼、牙齿有利；胡萝卜、茼蒿等富含胡萝卜素的食物，能起到抗癌功效。同时为预防更年期症状，中年男士还要加强运动锻炼，保证充足的睡眠，改变不良的生活嗜好，还应排解各种压力，保持乐观平和的心境。

男性更年期是人生的一个重要过渡阶段，它不是生活的结束，而是新生活的开始，它为我们前一段生活画上了一个圆满的句号，并为下一个更有意义的生命旅程做好准备。

随着社会竞争的加剧和生活节奏的加快，很多处在事业巅峰期的中年男性成了工作机器，经常感觉身心俱疲，而疲劳也正在成为更年期男性健康的大敌。

持续过度疲劳、长期睡眠不佳后果严重，可引发慢性咽喉炎、肌肉酸痛、

头晕、头痛等病症，并最终导致免疫力下降；同时不可忽视的是，过度疲劳还可引发肝病，各种各样的病症也自然地纷至沓来，如失眠、神经衰弱、心肌损害、高血压等。

现在很多人都疲于应酬，在酒桌上喝酒无度，这样无形之中就增加了肝脏的负担，极易使肝出现病变，导致酒精肝、肝硬化等。

睡眠不足，长期熬夜会造成肝血不足，所以我们养肝肾首先要保证充足的睡眠。对于那些工作、生活压力较大的中年男性，除了注意营养和养成良好的生活习惯外，还应坚持科学的体育锻炼。运动既可以预防肥胖，消除过多脂肪对肝脏的危害，又能促进气体交换，加快血液循环，保障肝脏器官得到更多氧气与养料。所以中年男性一定要劳逸结合，选择适宜的运动项目来养护肝脏。中年男性各器官、系统都有不同程度的退行性变化，所以选择的运动方式要广泛，力求使全身各部位都参与运动，如步行、跑步、骑自行车、游泳、小球类、登山等。时间紧张的上班族也可以利用工作间歇进行一些简单可行的身体锻炼，如做办公室健身操等。另外，应注意确定适宜的运动强度、锻炼时间和锻炼环境。专家特别指出，中年男性切忌突然的剧烈运动。因为激动和突然起动等不利因素结合在一起，对于潜在的心血管病人具有特别的危险性。

✎❀ 健康锦囊 ❀✎

银行职员、教师、建筑师、企业中坚人士，从事脑力劳动而很少锻炼身体的人，或以前从事过激烈的体育运动却突然终止的人，都容易患更年期综合征。

2. 更年期不用慌，营养饮食帮你忙

近年来研究发现，男性更年期已经开始提前，45 岁以下出现更年期综合征的人群比 20 年前翻了近一倍，更年期综合征已成为困扰男性健康的严重疾病。男性更年期的主要症状包括情绪认知功能障碍、生理机能症状及血管舒缩症状等，多因为男性体内睾酮水平随年龄增长而下降所致。

男性该如何防止自己的更年期提前呢？除了平时要保持精神愉快外，饮食保健是最关键的一个环节，平时多吃一些能改善和增加性腺功能的食物，性腺功能改善后，可以从根本上减轻更年期各种症状，具有此类作用的食物包括海参、鱼肚、泥鳅、虾、羊肉、羊肾、麻雀、核桃、芝麻、动物内脏等。

其次，应以低盐、清淡、荤素搭配适度作为饮食原则。对于出现性机能衰退、性欲减弱的更年期男性而言，多食虾肉、羊肉、牛肉、核桃等，能起到强筋骨、益精血的作用，并能有效改善和增强性功能。在烹调这类膳食时，可以适当辅以多种补肾中药，如肉苁蓉炖羊肉、杜仲爆羊腰、冬虫夏草焖鸡等，还可以适当饮用人参酒，来补充肾阳不足所致的性欲减退、夜尿频、失眠、心慌等更年期症状。

另外，还要多吃一些有助于改善神经系统功能和心脏功能的食物，从而达到安神、镇静、养心的作用，减轻神经系统和心血管系统的不适症状。这类食物包括猪心、羊肾、山药、核桃仁、大枣、龙眼、桑葚、茯苓饼、燕麦等。

更年期到来后，男性的身体机能会走下坡路，许多疾病会在这个时期主动找上门。从此时开始关注自己健康还不算晚，在饮食方面，如果能遵从以下法则，相信健康会长期伴随着您。

滋补贵在坚持：更年期男性的体质正在走下坡路，慢性疲劳综合征也开始困扰着男性，所以，以营养进补的方式来调养身体是必需的，但必须每天坚持。人到中年，膳食应多样化，饮食应以谷类为主，多吃蔬菜、水果、薯类、豆类及乳制品，还要吃适量的鱼、蛋和瘦肉等。

再忙也要喝水：流水不腐，对于人体的泌尿系统来说也是如此。水被人体吸收后，会从肾脏排泄出来。尿液的作用不仅在于能排泄身体内的废物，还在于能用物理的冲力作用冲走体内的微结石，使它们不能成形；同时还能冲走那些滋生的细菌，防止感染。可是，中年人平时工作忙，许多人工作时都顾不上喝水，久而久之，有些人甚至习惯了上班时间不喝水；加之许多中年人平时又缺乏运动，致使中年人结石的发病率相对较高。由此可见，男性平时一定要多喝水。

加强锻炼，节制饮食：中年肥胖者一定要减肥，因为肥胖不仅会引起高血脂、高血压、动脉硬化、冠心病、糖尿病、脂肪肝、糖尿病并发症等，还会造成心理障碍。另外，人体在摄食4～5小时后是排钙高峰，很多中年男人晚上饭局时间太长，身体来不及达到排钙高峰时就睡觉了，结果排出的钙在肾盂或输尿管存留时间过长，容易形成泌尿系统结石。过多的胆固醇在动脉血管内堆积起来，易形成斑块，引起动脉粥样硬化。

◈❀❀ 健康锦囊 ❀❀◈

男性精液里含有大量的锌，当体内的锌不足时，会影响精虫的数量与品质。而食物中以海鲜类的蚝、虾、蟹等锌含量最丰富，一只小小的蚝其锌含量几乎等于人体一天中锌的需求量（15毫克）。此外，蚝因富含糖原或牛磺酸，具有提升肝脏功能的作用，能滋补强身。

3. 更年期男人须五戒

从某种意义上说，积累健康比积累财富、知识更为重要。当我们审视当代男性的疾病和健康问题时发现，许多严重影响中年男人健康病因就存在于不健康的生活方式之中，如吸烟、酗酒、暴饮暴食，以及夜以继日的工作娱乐等。许多有害因素累积在一起，这些"定时炸弹"在青年时期大都不易被发觉，一旦到中年就可能发生"爆炸"。如长期吸烟，易导致肺癌、食管癌、胃癌等十多种癌症；酗酒会使大脑思维能力降低，反应迟钝，注意力不集中；暴饮暴食会损害胃肠道，导致胃下垂、胃炎、糖尿病、心血管疾病等；长期睡眠不足会使体内的激素分泌紊乱。

其实，积累健康是一笔无形的投资，受益的不仅是自己和家庭，对社会也是一种贡献。所以，男人进入更年期后，在生活中尤其要重视以下几个方面：

❶ 戒过劳。人到中年，男人肩挑工作、家务两副重担。如若生活、学习、工作等安排不妥，身体各组织器官就可能得不到必要休息，时间久了就会积劳成疾，导致睡眠不佳、食欲不振、体重减轻，甚至血压升高、心肌缺氧而诱发多种疾病。

❷ 戒懒惰。男人进入更年期后，不知不觉就会感到两腿沉重，身心疲劳，因而不爱运动，这说明"衰老"已悄悄降临。而经常参加一些力所能及的体育活动，如慢跑、散步、打拳、做操、游泳等，可克服懒惰，延缓衰老。

❸ 戒发怒。家庭琐事多，工作任务重，情绪易波动，让男人们更易动"肝火"。人在发怒时，情绪剧变，交感神经极度兴奋，肾上腺素分泌增加，心跳

加剧，血压升高，全身血液循环重新调配，各器官的正常生理功能受到干扰，容易诱发胃肠溃疡、高血压、冠心病等。故中老年人要善于控制自己的情绪。

④ 戒烟。人们为了消除劳累总想吸烟，但吸烟这种不良生活方式是威胁中老年男性健康和生命的元凶。尤其是大量吸烟者，患慢性病和肿瘤的危险会大大增加。

⑤ 戒多食。多食会增加体重，导致肥胖。而肥胖者往往伴随着"三高"，即高血糖、高血压、高血脂，这"三高"又与动脉粥样硬化的形成有密切关系，动脉粥样硬化又是造成心脑血管疾病的祸根。同时，每餐吃得过饱还会使血液过多地集中于胃肠，从而诱发其他疾病。

健康锦囊

为了保障中年人的身体健康，每年进行一次包括肝肾功能、血尿常规、腹部B超、心电图等的全面体检，可以说是明智之举。

图书在版编目（CIP）数据

肝肾好，男人不老 / 杨阿民主编 . — 青岛 : 青岛出版社，2015.12

ISBN 978-7-5552-3076-2

Ⅰ . ①肝… Ⅱ . ①杨… Ⅲ . ①男性 – 补益肝肾 – 基本知识 Ⅳ . ① R256

中国版本图书馆 CIP 数据核字（2015）第 316186 号

书　　　名	肝肾好，男人不老
主　　　编	杨阿民
副 主 编	韩　旭　董国锋　郝晋东
出 版 发 行	青岛出版社
社　　　址	青岛市海尔路 182 号（266061）
本社网址	http://www.qdpub.com
邮购电话	13335059110　0532-85814750（传真）　　0532-68068026
责任编辑	徐　瑛　Email：546984606@qq.com
特约审校	晟　铭
责任装帧	祝玉华
照　　　排	青岛乐喜力科技发展有限公司
印　　　刷	青岛新华印刷有限公司
出版日期	2016 年 9 月第 1 版　2016 年 9 月第 1 次印刷
开　　　本	16 开（710 mm × 1000mm）
印　　　张	10.5
书　　　号	ISBN 978-7-5552-3076-2
定　　　价	29.90 元

编校质量、盗版监督服务电话：4006532017　　0532-68068638

印刷厂服务电话：4008053267